「しなくていいこと」を決めると、人生が一気にラクになる

精神科医が教える
「生きづらさ」を
減らすコツ

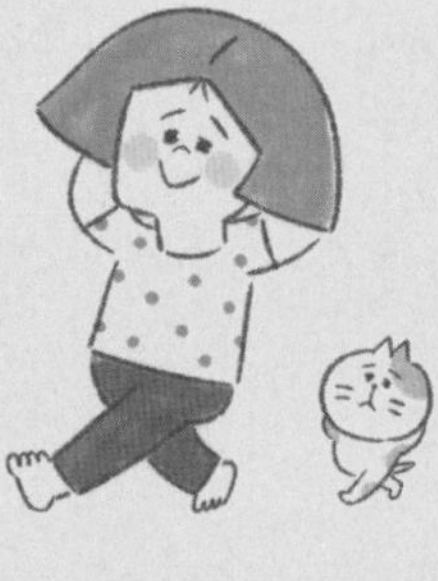

精神科医・
医学博士
本田秀夫

ダイヤモンド社

はじめに

みなさんは、次のようなことはありませんか？

- 気をつけているのに仕事でミスが多い
- 言わなくてもいいことを言ってしまって、「悪く思われたかも」と思いがち
- 自分は正しいはずなのに、周りに受け入れてもらえない
- 休日でも不安なことが思い浮かんで、気が休まらない

一生懸命に努力しても、いろいろと工夫しても、周りの人と同じようにうまくできない。「自分もちゃんとしなければ」と思うけれど、そう思えば思うほど、自分だけがダメなように思えてきて、つらくなる。

この本は、そのような悩みを抱えている人のための本です。

私は精神科医として東京や横浜、山梨、長野などの医療機関で30年以上働いてきました。そのなかで、「やるべきこと」にしばられて、自分のやりたいことがわからなくなり、楽しく生きられなくなっている人を数多く見てきました。

周りと同じようにしたいけれどうまくできない、と葛藤を抱え、心の病にかかる人も少なくありません。

「個性は人それぞれ。それなのに、『みんなと同じ』であることを強要されて、自分らしく生きられない人が多い。われわれがふだん何気なく『やらなければならない』と思っていることは、本当にやらなくてはいけないことなのか？」

そんなふうに思ったことが、この本を執筆したきっかけです。

私も若い頃は他人や周囲の目を気にすることや、自分の「やりたいこと」よりも「やるべき」と思ったことを優先することがありました。

でも、長く仕事を続けるうちに、「本来の自分」を隠すことがストレスのもとになっている、と考えるようになりました。

そこで、自分が「やるべき」だと思っていることは、本当に必要なのか、「本当にやりたいこと」と「本当にやるべきこと」を整理し、考えてみたのです。

たとえば、気乗りがしない飲み会でも、断れずにいつも参加していましたが、「私は飲めないんです」と伝えるようにすると、誘われる回数がグッと減りました。

また、メールの返事がすぐにできない場合、あらかじめ「忙しくなると、メールの返事が遅れることがある」と伝えておくと、周りの人が積極的にサポートしてくれるようになりました。

「やるべきだ」と思っていたことを少しずつ手放していったら、周りに迷惑をかけるかと思いきや、意外と何も問題は起こりませんでした。

むしろ「しっかりやらなければ」と力んでいるよりも、ものごとがスムーズになることが多かったのです。


私が専門としている精神医学の領域には、「発達障害」という考え方があります。

くわしくは第1章で説明しますが、発達障害がある人は対人関係が苦手だったり、他の人が難なくできるようなことを相当努力してもできないため、いろいろなものに対して苦手意識を持つことが多かったりします。しかし、それは本人の努力の問題ではなく、生まれながらの特性によるものです。

そのような特性の強い人は、周りに合わせることにとらわれすぎるとうまくいきません。**むしろ、その人らしいスタイルで世の中と折り合いをつけようとすると、うまくいくことが多い**のです。

また、発達障害の特性で生きづらさを感じる人たちは、特性自体がつらいのではなく、**周りに合わせようとすることで起こる「二次障害」**でつらい思いをしているケースがよくあります。二次障害とは、生活環境からのストレスによって、二次的に生じる支障のことです。

何事にも意欲を感じられなくなり、熱中できる対象がどんどんなくなっていき、自信がなくなったり、集中力が低下したり、疲れやすくなったりします。

「何かよくないことが起きるのでは」と常に心配して、いつも緊張して心が休まらないという状態になることもあります。

このような二次障害を生じさせないためにも、それぞれの特性に合わせた工夫や、必要に応じて周りの方の協力があるとよいでしょう。

私はこれまで、世の中と折り合いをうまくつけられずに悩む人たちの相談を数多く受けてきました。

悩んでいる人の多くは、「周りの人がちゃんとできているのだから、自分もしっかりやらなくてはいけない」と思ってしまいがちです。

努力してうまくいく場合はそれでいいのですが、努力すること自体に苦痛がともなう場合、**苦手なことを克服するよりも、「生きやすくなる方法をとる」ほうがうまくいくケースが多い**です。

そして、**「生きやすさ」は、「やらなければならない」と思っていることのなかから、「しなくていいこと」を見つけ出し、いかにやらずにすませるかが大きなポイント**になります。

この本では、生きづらさを感じる人たちとのやりとりを通じて考えてきた「しなくていいこと」の探し方も、紹介しています。

「自分の生き方のスタイル」がわかっている人は、困難に直面したとき、ひとりでなんでもやろうとするのではなく、無理をしないで人を頼ることができます。それはとても大事なことです。

「やりたいこと」に興味を持って、工夫や努力をして、自分の能力を最大限に発揮していく。「やるべきこと」も理解して、できる範囲のなかでそれなりにこなしていく。

どうしても苦手でできないことがあったら、周りの人を頼って、人と協力しながら乗り越えていく。そうやって人と一緒にいろいろなことをやりながら、自分が「しなくていいこと」は手放していく。

自分を知り、自分の気持ちに嘘をつかず、素直に生きていく。

そんなふうに生きることができれば、生きづらさは解消していくでしょう。

ぜひこの本を使って、「しなくていいこと」を見つけ、自分が本当に「やりたいこと」を考えてみてください。

みなさんが肩の荷をおろして、明日を少しでもラクに生きられるようになることを、心から願っています。

精神科医・医学博士
本田秀夫

CONTENTS

「しなくていいこと」を決めると、人生が一気にラクになる

――精神科医が教える「生きづらさ」を減らすコツ

はじめに——1

第1章 この生きづらさはどこからくるのか？

01 どうしてこんなにしんどいんだろう…——16
● 周りに合わせようとしすぎていませんか？
●「他人の目」が気になる理由
●「適度な安心」「適度な評価」がなかった？
● 嫌われたとして、どんな損があるか？
● もっと「自分中心」で大丈夫

02 生きづらさの原因に「発達障害」のケースも——24
● 診断されていなくても、「特性」のある人は多い
● 本人の努力だけでは解消できないこともある
● 苦手を克服するよりも、「生きやすくなる方法」を考えよう

03 生きづらいパターン①「マイルール」にこだわりすぎてしまう——31
●「話が長い」と言われる営業職のAさん

・「全部一から説明したい」
・「やらなくてもいいこと」を義務感でやっている？
04 生きづらいパターン②優先順位をうまくつけられない――36
・「それ、いまやる仕事じゃないでしょ」と指摘される
・「焦ると判断ミスしやすい」と周りに伝えておく
05 生きづらいパターン③臨機応変な対応ができない――40
・「私の仕事のやり方が間違っているのかも…」
・反省するのは「叱られたときだけ」で十分
06 生きづらいパターン④「正論」を言って、打ち負かそうとしてしまう――44
・「私が正しい！ あなたが間違っている！」
・相手にも事情はある
・「人の気持ち」よりも「事実や論理」に意識が向きやすい
07 生きづらいパターン⑤人の期待に応えたい！――48
・完璧主義でつらくなることも
・途中段階なら何度間違えてもいい
08 生きづらいパターン⑥嫌だと思っても断れない――51
・反射的にＯＫしてしまう

●頼まれないように、場所を移動する
●「やることをひとつ減らす」にチャレンジ

第2章 対人関係の「しなくていいこと」

Point 「協調性」よりも「ルール」を優先しよう —— 56
●これで人に振り回されない！
●人の評価を気にしすぎない。受け流すことも大切
CASE 01 社交的な場だと、うまく話せない —— 60
CASE 02 意見を言うのが苦手 —— 63
CASE 03 挨拶が苦手 —— 65
CASE 04 親しい人が少ない —— 70
CASE 05 飲み会が苦手① お酌などの気遣いが苦手 —— 73
CASE 06 飲み会が苦手② テンションが上がりすぎて失敗する —— 78
CASE 07 人の顔色を気にしすぎてしまう —— 81
CASE 08 人の顔や名前を覚えられない —— 84

CASE 09 人とかかわりを持つこと自体がストレス——88
CASE 10 自分だけがみんなとちがう気がして、疎外感がある——92

第3章

仕事の「しなくていいこと」

Point できないことは無理せず手放す——96
● 意外と「しなくていいこと」はたくさんある
● 「自律スキル」と「ソーシャルスキル」を身につける
● 相談相手を探すことが、とても重要

CASE 01 うっかりミスが多い——101
CASE 02 片付けられない——105
CASE 03 スケジュール管理が苦手——108
CASE 04 いつも苦手なことを後回しにしてしまう——111
CASE 05 忙しくても頼まれごとが断れない——114

COLUMN 仕事のしすぎは必ずしも悪くない——118

CASE 06 仕事しすぎて倒れそう… 121
CASE 07 失敗を引きずる 126
CASE 08 協調性がない 130
COLUMN 「置いてきぼり」が生まれても気にしない日本社会 135
CASE 09 怒られすぎてつらい 138
CASE 10 会社を辞めたいけど辞められない 144

第4章 日常生活の「しなくていいこと」

Point オン・オフを切り替えよう 150

- プライベートは多少乱れていても大丈夫
- 「やりたいこと」と「やるべきこと」のバランスをとる
- 「ワーク・ライフ・バランス」をとるのが苦手な場合は？
- 「ファン・デューティ・バランス」がおすすめ
- 「やりたいこと」を最優先にする

第5章

「しなくていいこと」を決めて、ラクになろう！

・できないことは「できない」と言っていい
CASE 01 生活リズムが崩れている —— 160
CASE 02 金銭管理が難しい —— 164
CASE 03 どんな服装がいいかよくわからない —— 168
CASE 04 体調不良になりやすい —— 172
CASE 05 感覚過敏なところがある —— 176

01 「やってみよう」「ラクになった」を続けていこう —— 182
・私が子どもの頃、試しに手放してみたこと
・「理想像」や「目標」の調整を意識してみよう
・家族や友人に相談すると、解決策が見えてくる場合もある

02 気が晴れない場合は、「メンタルヘルス」を気にかけてみる —— 187
・睡眠や食事の不調が続く場合は、エネルギー不足かも
・メンタルヘルスの相談は、精神科や心理の窓口に

03
「生きづらさ」の背景に、精神疾患がある場合も —— 191
● 苦しさが続く場合は、早めに医療機関の受診を検討

04
「繊細な人」と「生きづらさ」 —— 195
● 発達障害の特性がある人のなかには、「繊細すぎる人」がいる
● 「気にしすぎてしまう」場合は、助言者を探そう

05
生き方は千差万別 —— 199
● 他人の評価に振り回されずに生きるには？
● 自分のやりたいことを貫くかどうか
● あなただけの人生を生きよう！

おわりに —— 204

イラスト　Meppelstatt
図版　松好那名（matt's work）
デザイン　小口翔平＋三沢稜＋須貝美咲（tobufune）
編集協力　石川智

第1章

この生きづらさは どこからくるのか？

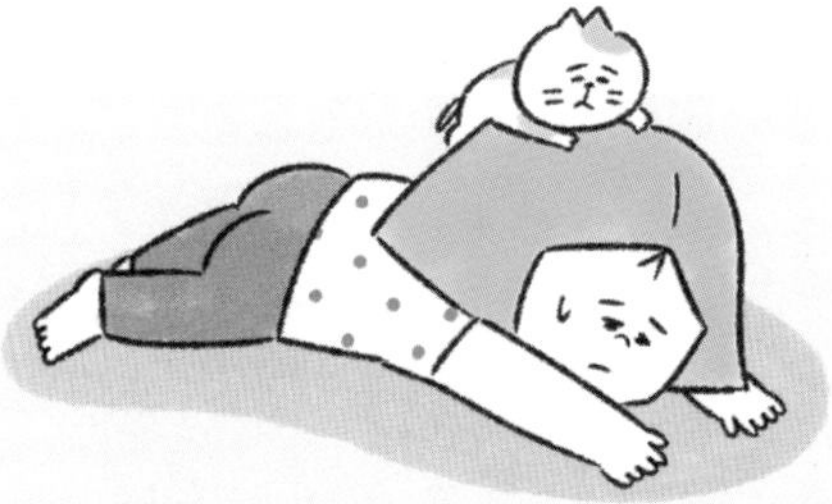

01

どうしてこんなにしんどいんだろう…

周りに合わせようとしすぎていませんか？

「周りの人はちゃんとできているのに自分だけできていない……」

対人関係や仕事で「自分が悪いのかもしれない」と思うことが続くと、「生きることとは、本当にしんどい……」と思ってしまいますよね。

生きづらさを感じる方のなかには、「周りに合わせようと気にしすぎる」「本当はそこまで必要ではないのに、自分ひとりでやらなければならないと思っていることが多い」などの傾向がある人がいます。

たとえば、「自分は上司から注意されることが多いから、仕事の能力が低いし、コミュニケーション能力が足りないのでは……」と思っている人がいます。

でも、そのほかの対人関係を見ていると、友人とは問題なく話せたり、他部署の人とはうまくいっていたりするケースもあります。**コミュニケーションに問題があるのではなく、単純に相性が悪いだけの場合もある**のです。

もちろん、いつも周りの人を怒らせているなら、気をつけるポイントもあるかもしれませんが、必ずしも本人が悪くないケースも多々あります。

たとえば、「飲み会に誘われたら必ず行かなければいけない、断るのは社会人としてよくない」と思っている場合でも、実際には数合わせで誘われていることもあります。もし飲み会が好きでないなら、自分が主役の歓送迎会などでなければ、たいていの誘いは行かなくても差し支えがないのです（行きたければ行けばいいのです）。

片付けができない人も、他人のスペースに侵入するほど自分の荷物が散らばっておらず、自分の部屋がうまく片付かないだけの場合は、さほど問題ではないでしょう。

仕事をひとりで抱え込んで、締め切り間際にやっぱり間に合わない、とあわてる方もいますが、必ずしもひとりでやる必要はない仕事もあります。スケジュールが間に合わないことや、人手が足りないことなどを事前に上司に言っておけば、手伝ってもらえるかもしれません。

このように、生きづらさを感じている人のなかには、他人のことをそこまで気にすることなく、「もっと自分中心に考えてもいい」場合もあるのです。

「他人の目」が気になる理由

「他人の目」が過度に気になると、のびのびと自由に活動できなくなります。

たとえば、何かアイデアを思いついたときに「自分はこう思うけど、そう言ったら相手はどう感じるだろう？」「バカだと思われたりしないだろうか」などと考えてしまい、結局、アイデアを誰にも言えなくなったりすることがあります。

人はなぜ、「他人の目」、人にどう見られるのか、人にどう評価されるのかを気にしてしまうのでしょうか。

私は精神科医としてとくに子どもをよくみていますが、人は乳幼児期から他人の目を気にするようになります。

会社員は上司の評価を気にしますが、子どもも同じように、親からほめられれば喜び、叱られれば悲しみます。ただ、それは必ずしも悪いことではありません。

そうやって人の評価を気にすることで、子どもは社会性を身につけていきます。

乳幼児は、最初は自分が安心するために保護者のそばにいます。

自分の身の回りの世話をしてくれる人、いつも自分の近くにいる人を信頼して、その人のいるところを自分の「安全基地」だと見なすのです。

このような関係をつくることを、心理学では「愛着」の形成と言います。英語では「アタッチメント」と言い、これが人間関係の基礎になります。

愛着関係ができると、子どもはその相手がどういう反応を示すかによって、自分の行動が安全なのか危険なのかを判断するようになります。

何かに触れようとしたときに、保護者が自分をおだやかに見守っていれば、「安全だ」と判断してそのまま触る。保護者がけわしい表情で止めにきたら、「これは危険だ」と判断して触るのをやめる。

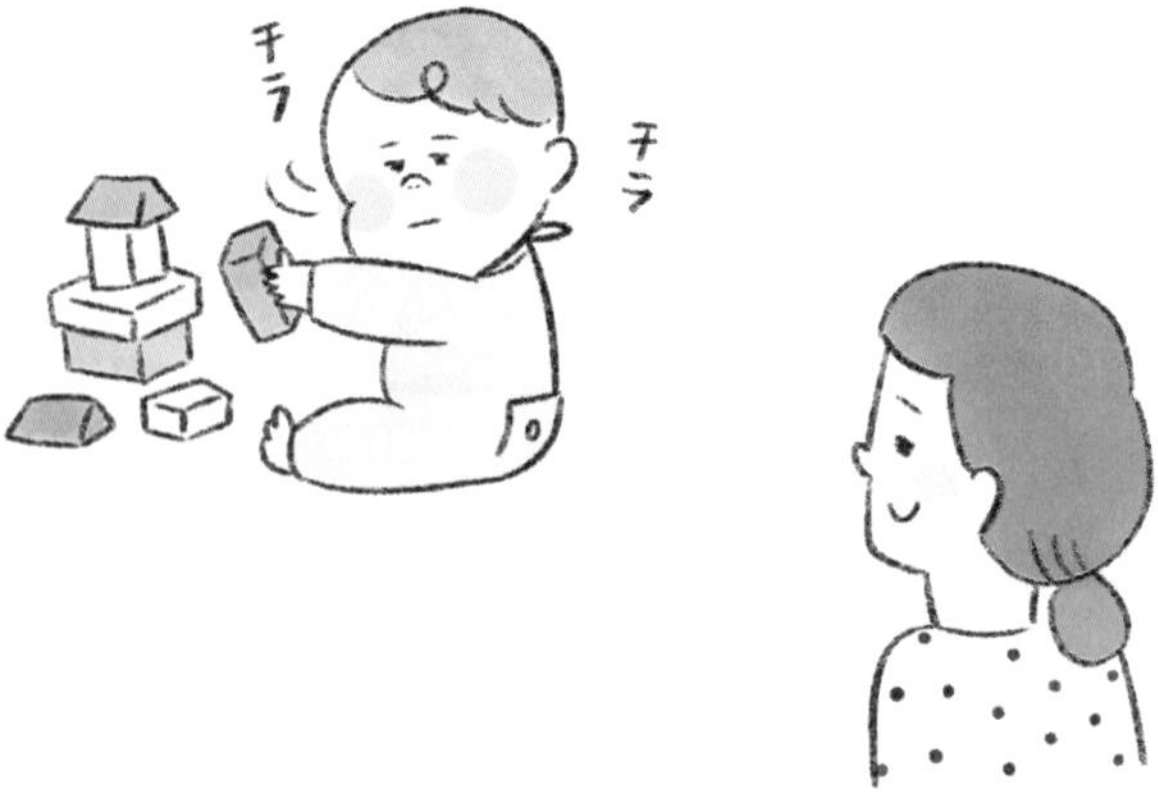

このように、保護者の表情をうかがう行動を「社会的参照」、英語で「ソーシャル・リファレンシング」と言います。

子どもは乳幼児期から、自分の行動に人がどう反応するのかをモニタリングしながら、行動形成をしていきます。そしてその延長で、社会性が育っていきます。

「適度な安心」「適度な評価」がなかった？

子どもは「適度な安心」と保護者からの「適度な評価」があることで、社会性を育み、人間関係をつくっていくことができるわけです。

「安心」と「評価」があれば、子どもは

人の目を気にしながらも、あまり気にしすぎることはなく、自信を失いすぎることもなく、すくすくと育っていきます。

一方、親や学校の先生から高いハードルを設定され、無理な要求をされてきた場合や、反対に過剰に評価されてきた場合には、人の目をことさら気にするようになってしまうことがあります。

そうすると、いつも相手の評価に対する不安が高くて、自信をなかなか持てない場合があるのです。

嫌われたとして、どんな損があるか？

実際にいま、人目を気にしてしまうことが多いという人は、身近な人との関係を見直すことを考えてみましょう。

たとえば、何か行動したときや意見を言ったときに「悪く思われたかな」と気になってしまうのであれば、「それで自分にどんな損があるか」を考えます。

具体的な「損」を考えてみるのです。

もし「AさんとBさんから悪く思われた」として、その2人が具体的にどんな行動をするか。「嫌なことを言ってくる」「嫌がらせをされる」「陥れようとしてくる」などの被害が実際にあるのかどうか、考えます。

相手の反応を考えてみたとき、多少悪く思われても、具体的にはとくに何も問題は起こらないようであれば、それほど心配はありません。

たとえば会社員の場合、**「ちょっと嫌われたかもしれないけれど、仕事には何も影響はない」**ということなら、それでいいわけです。そこで割り切って、「仕事には差し支えがない」と思えるかどうか。割り切れるのなら、放っておけばいいのです。

世の中には「仕事はできるけど、敵が多い」という人がいますが、そういう人は「仕事は仕事」というスタイルで働いていたりします。そのようなイメージを参考にしてみてもいいでしょう。

もっと「自分中心」で大丈夫

ここまで読んで、自分は周りを気にしすぎている、「こうでなくてはならない」と思い込んでいることが多いかもしれない、と感じたなら、大きな一歩です。

次に、「自分が不得意なこと」のなかから、「自分がしなくてよさそうなこと」を探してみましょう。

必要のないことを少しずつ減らしていくと、「本当にやりたいこと」に注力できるようになり、人生がラクに楽しくなっていきます。

「気にしなくていい」と言われても、心のクセを修正するのは、なかなか難しいものです。気になるから気にしてしまう。それなら、**「これは気にしなくてもいいこと」「やらなくていいこと」と先に決めておけばいい**のです。

この本では、「しなくていいこと」を考えるヒントとして、具体的な事例を交えながら紹介していきます。

自分にも当てはまるところがあると思ったら、その部分の解説を参考にして、自分にとっての「しなくていいこと」を考えてみてください。

それが心身の負担を軽減するためのヒントになるでしょう。

02

生きづらさの原因に「発達障害」のケースも

診断されていなくても、「特性」のある人は多い

本書では「しなくていいこと」を考えるにあたり、「発達障害」を例にとって解説している箇所があります。

「はじめに」でも少し触れましたが、私は精神科医として、発達障害がある人をふくめて、さまざまな人の相談を受けてきました。

発達障害というと、「自分は関係ない」と思われる読者の方も多いかもしれませんが、「障害（日常生活に大きく支障をきたす）」まで至らなくても、発達障害の傾向がある人は多くいます。

ここでは、まず発達障害について、簡単に解説しておきましょう。

発達障害には、自閉スペクトラム症（ＡＳＤ）、注意欠如・多動症（ＡＤＨＤ）、学習障害（ＬＤ）などの種類があります。それぞれ、次のような特性が見られます。

自閉スペクトラム症（ASD）：主な特性は「臨機応変な対人関係が苦手」で「こだわりが強い」こと。場の空気が読めない、人に対して一方的なかかわり方をする、興味の範囲が狭い、手順やルールにこだわるなどの行動が見られる。

注意欠如・多動症（ADHD）：主な特性は「不注意」と「多動性・衝動性」。うっかりミスが多い、忘れ物をよくする、気が散りやすい、じっと座っていられない、思いつきでしゃべるなどの行動が見られる。

学習障害（LD）：主な特性は「読み・書き・計算が苦手」なこと。ひとつが苦手な場合もあれば、複数が苦手な場合もある。最近では「限局性学習症（ＳＬＤ）」とも呼ばれる。


自分にも当てはまるところがある、と思われた方もいるかもしれませんね。

発達障害がある人には、このうち1種類の特性がある人もいれば、複数の特性が重なり合っている人もいます。割合としては重複する人のほうが多い印象です。

図にまとめると、次ページのようになります。

医学的には、発達障害の特性があって、なおかつ生活上の支障が出ている場合に、ＡＳＤ、ＡＤＨＤ、ＬＤなどと診断することになっています。

ただ、医学的な診断を受けるのは、発達障害の特性がある人の一部にすぎません。

世の中には発達障害の特性がある人はもっと多く存在しており、生活上の支障がなくて診断されていない人がたくさんいると考えられます。

発達障害の基本的な特性

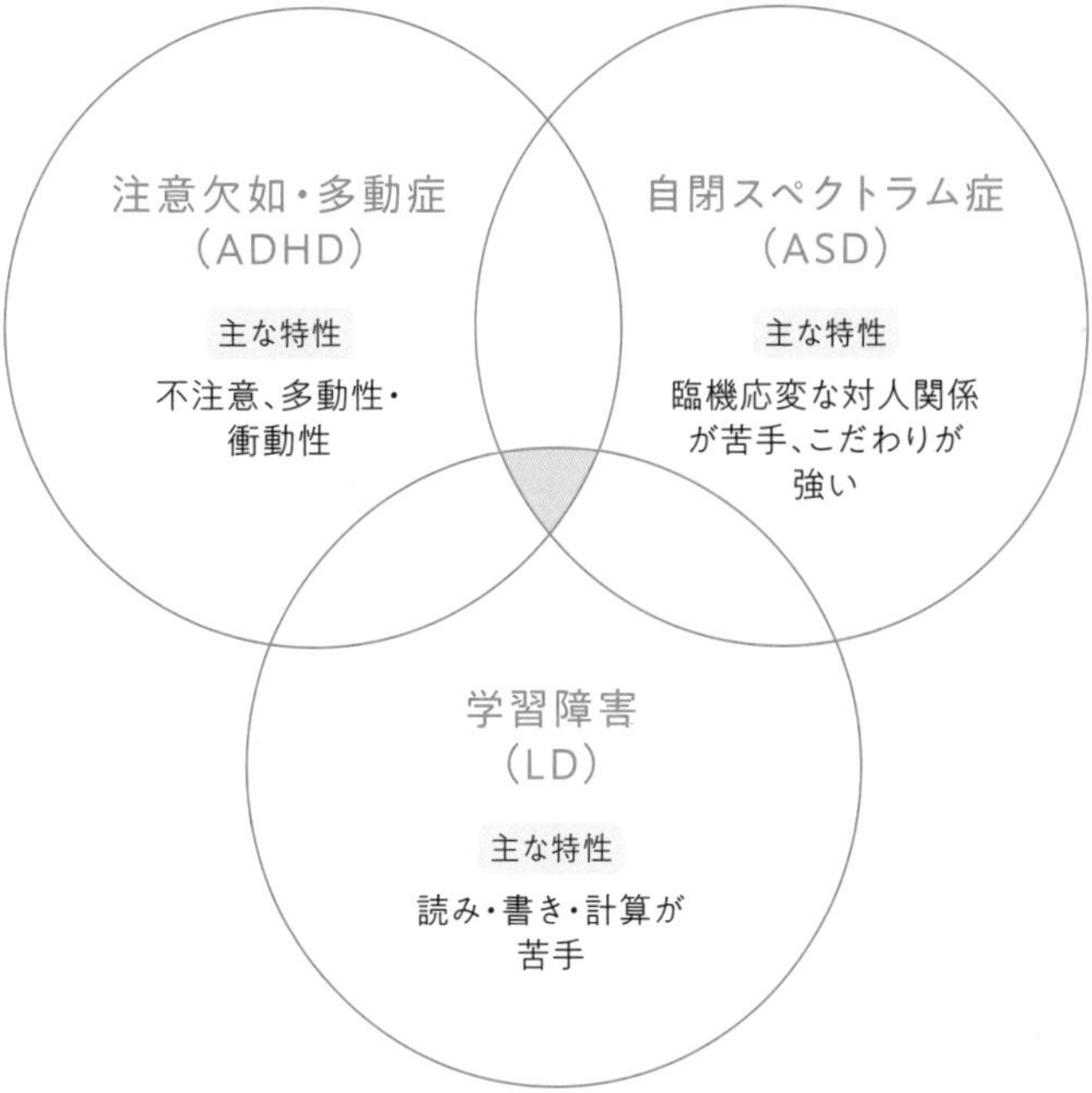

出典：拙著『発達障害 生きづらさを抱える少数派の「種族」たち』（SBクリエイティブ）

本人の努力だけでは解消できないこともある

たとえば、自閉スペクトラム症（ＡＳＤ）の特性のある方の場合、人の気持ちがよくわからないせいで対人関係が苦手だったり、「自分はこうしたい」という「こだわり」が強かったりするけれど、生活に支障が出るほどではないから医療機関には行っていないという人も多くいます。

このような状態を理解するには、次のように考えるとわかりやすいです。「ＡＳＤ」から障害＝ディスオーダーの「Ｄ」をとった、「自閉スペクトラム（ＡＳ）」という状態がある。そのなかで、生活に支障が出て診断された場合に、「自閉スペクトラム症（ＡＳＤ）」と呼ぶのです。

この自閉スペクトラム（ＡＳ）の特性がある人は、自分の意見を曲げられない、臨機応変な対応が苦手など、対人関係や仕事、日常生活において、障害と診断されるほどの支障が出ていなくても、さまざまなこだわりがあることで「生きづらさ」を感じている場合があります。

匂いや音などに敏感なケースも多く、**「苦手なものが多くて、いろいろと大変です」**という方もよくいます。


忘れっぽい、集中力がない、いろいろなものに手をつけてしまう、などの注意欠如・多動症（ＡＤＨＤ）についても同様です。「ＡＤＨＤ」から「Ｄ」をとった「ＡＤＨ」の特性についてもこの本には出てきます。

ＡＤＨの特性のある方の場合、集中力が続かず、うっかりミスが多くなります。上司には叱られるし、本人も真面目に悩んでいるのに、努力してもなかなか改善しない、といったケースもよくあります。

このような人は、自分の努力だけで問題を解決しようとするのではなく、周りの人にあらかじめ自分の特性を伝えて協力してもらったり、自分により適した職場を選ぶなどの方法をとったりしたほうが、生きやすくなる場合があるのです。

苦手を克服するよりも、「生きやすくなる方法」を考えよう

仕事や対人関係、日常生活において「なぜこんな簡単なことができないのか」と周囲の方に思われることもあるかもしれませんが、発達障害の特性がある人は、その特性上、努力してもどうしても克服できないものがあります。

また、一見、社会にうまく合わせているように見えても、本当はやりたくないことを無理にしているので、心に葛藤を抱えていることもよくあります。

そこで、この本では「やるべきこと」よりも、むしろ自分の特性を理解し、**戦略的に「やらないこと」を選択する方法**を紹介していきます。

次から、仕事を例にとって、生きづらさを抱える方のよくあるパターンを解説していきます。ぜひ参考にしてみてください。

03

生きづらいパターン①

「マイルール」にこだわりすぎてしまう

「話が長い」と言われる営業職のAさん

営業職をしている30代のAさんは、仕事熱心なものの、よく同僚から「発言が回りくどい」と言われます。

社内の会議で提案をするときや、客先で商品やサービスを売り込むときなどに、資料を使ってプレゼンテーションをするのですが、その説明が丁寧すぎて話がわかりにくいようです。

Aさん本人は、自分の話は論理的で筋が通っているし、説明が不足するのはよくないと思っています。

しかし、客先で説明していると、お客様にプレゼンの途中で話をさえぎられることがよくあり、「それで結局、料金はいくらなんですか？」「この商品の売りはなんですか？」などと質問されることがあります。

「結論を先に言ってほしい」と要望を受けるのです。

順を追って説明したいので、「それはあとでご説明します」と答えるのですが、相手が納得してくれない場合もあります。

「全部一から説明したい」

Aさんには「ものごとをちゃんと説明したい」という強い意志があり、それが本人のなかで「マイルール」のようになっているのでしょう。

人は誰でも自分のルールや自分のやり方をほかの人と比べて、折り合いをつけながら暮らしていくものですが、自分のルールを世間に合わせて調整するのが苦手な人もいます。

たとえば、先ほど説明した自閉スペクトラム（AS）の特性がある人には、**「自分の**

関心、やり方、ペースの維持を最優先させたいという本能的志向が強い」という特徴があります。

簡単に言えば、自分のやり方に強い「こだわり」があるのです。

そのような特性が強いAさんは、相手に合わせて自分が話したい内容を安易に省略するのに抵抗を感じることもあります。

人によってこだわりの程度はちがいますが、なかには自分でつくったルールにしばられて、がんじがらめになってしまう人もいます。

「やらなくてもいいこと」を義務感でやっている？

自分のルールを大事にしたい人の場合、同僚やお客様から「話が長い」と言われても、こだわりを抑えきれず、結局いつも通りの説明をしてしまうことがありそうです。

全部説明しなくていいとわかっていても、順を追って説明することを重要な義務のように感じていて、それを手放せずにいるのかもしれません。

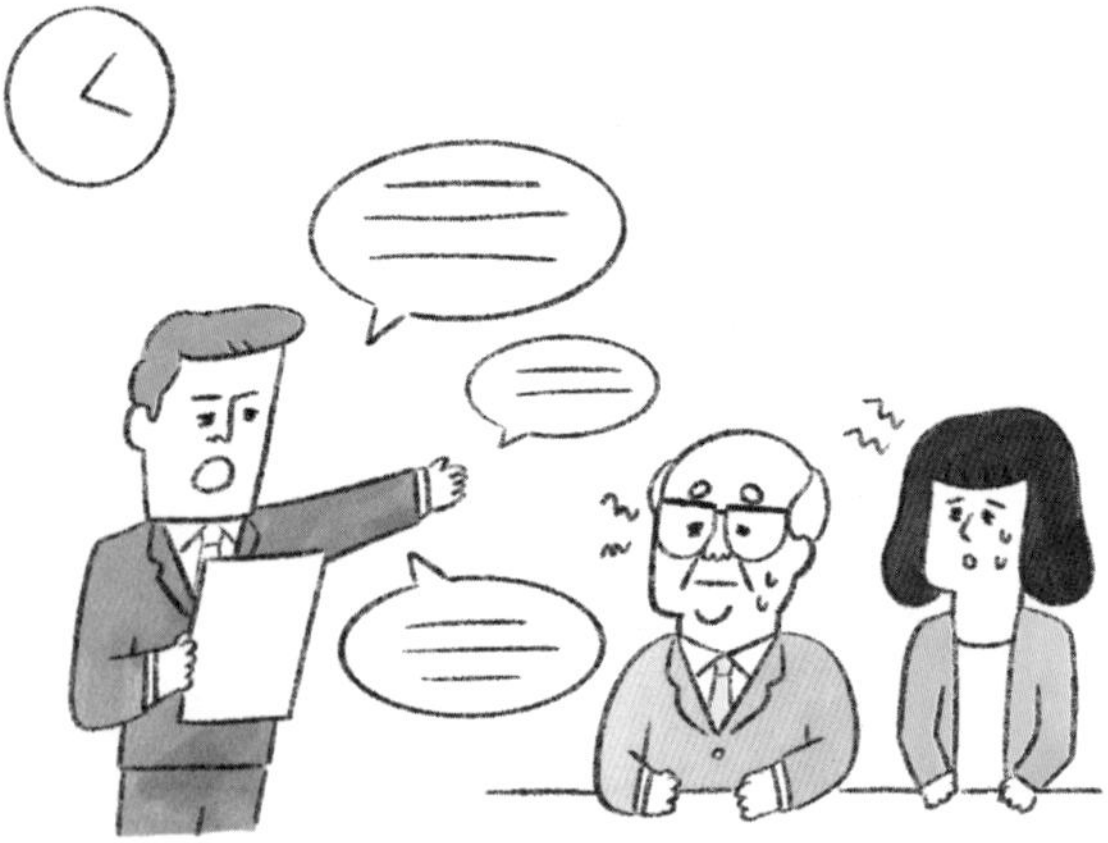

自分で決めたルールを義務のように考え、どんなときにも守るのは、必ずしも悪いことではありません。実直に仕事ができることは、長所にもなります。

たとえば、手短に要約することよりも、細かいことまで正確に記載することを優先するような業務であれば、Ａさんは自分のルールに沿って仕事ができます。結論を先に言うなど、要領のよい説明を求められる業務は、それを得意とする同僚にやってもらうよう、お願いできるケースもあるかもしれません。

話が長いと指摘される場合、「いつも順を追って説明しなくてもいい」ということも言えますが、**相手に合わせることが困難な場合、「話を無理に相手に合わせなくてもいい」タイプの業務で自分のスタイルを貫くのもひとつの方法**です。

会社や仕事によっては、そのようなやり方がうまくはまる場合もあるでしょう。

「順を追って話さなくていいんだ」と思うのがラクか、それともこだわりを貫くほうがラクか、それは人によってちがいます。

自分にとっての「しなくていいこと」は何か、考えてみてください。

04

生きづらいパターン②

優先順位をうまくつけられない

「それ、いまやる仕事じゃないでしょ」と指摘される

締め切り間際の仕事に取りかかっていても、ほかにも仕事を見つけると、そちらに手を出してしまう人もいますね。

技術職に入社したての20代のBさんは、上司に「いまはそれをやってる場合じゃないでしょ」と注意されることが多いのですが、そう言われると、自分の見つけた小さな仕事がなおさら重要に感じて、「いますぐやって終わらせれば大丈夫」と着手してしまい、結局ほかの仕事のスケジュールが間に合わないなど、影響が出ています。

いまのところ、大きな問題は起きていないのですが、Bさん本人もこの仕事の進め

方がベストだとは思っていません。「この調子ではいつか失敗してしまうかも」と、不安を感じています。

気が散りやすく、目に入ったものに衝動的に手が出てしまうタイプの場合、瞬間的な判断を修正していくのはなかなか難しいものです。

こういうタイプの人は急な判断が苦手だからこそ、目の前の仕事につい手が出てしまうわけです。自分のなかで優先順位を決めても、とっさのときに冷静な判断ができない可能性があります。

たとえば、いろいろなものに目が向きやすいＡＤＨの特性がある人の場合、「ものごとに適度に注意を向けることが苦手」「じっとしていることが苦手」「何かを思いつくと、すぐに行動してしまう」といった特徴があります。そのような特性が強い場合には、冷静でいようと意識していても、ちょっとしたことに気をとられて、衝動的に行動してしまうこともあります。

自分がそのようなタイプだと感じる人は、**「いつも冷静に判断できなくてもいい」「最終的にうまくおさまればいい」**などと考えてみてもいいでしょう。

すると、別の対策をとることもできます。

「焦ると判断ミスしやすい」と周りに伝えておく

別の対策としておすすめなのが、**「判断ミスしそうなことを周りの人に予告する」**という方法です。

自分が「とっさの判断が苦手」で「衝動的に行動しやすい」という自覚があるのなら、それを周りにあらかじめ伝えておくのです。

「自分は焦ると、判断ミスをすることがあるので、間違っていることがあったら教えてください」と予告しておくと、周りの人のサポートを得やすくなります。

気が散りやすくて、ちょっとした失敗が多い人も、見方を変えれば、気がつきやすくて動き出しが速いという「スピード感」がある、とも捉えられます。

判断が苦手なら、思い切って**「冷静に判断できなくてもいいんだ」**と考える。

そのように切り替えて、別の場面で活躍していきましょう。

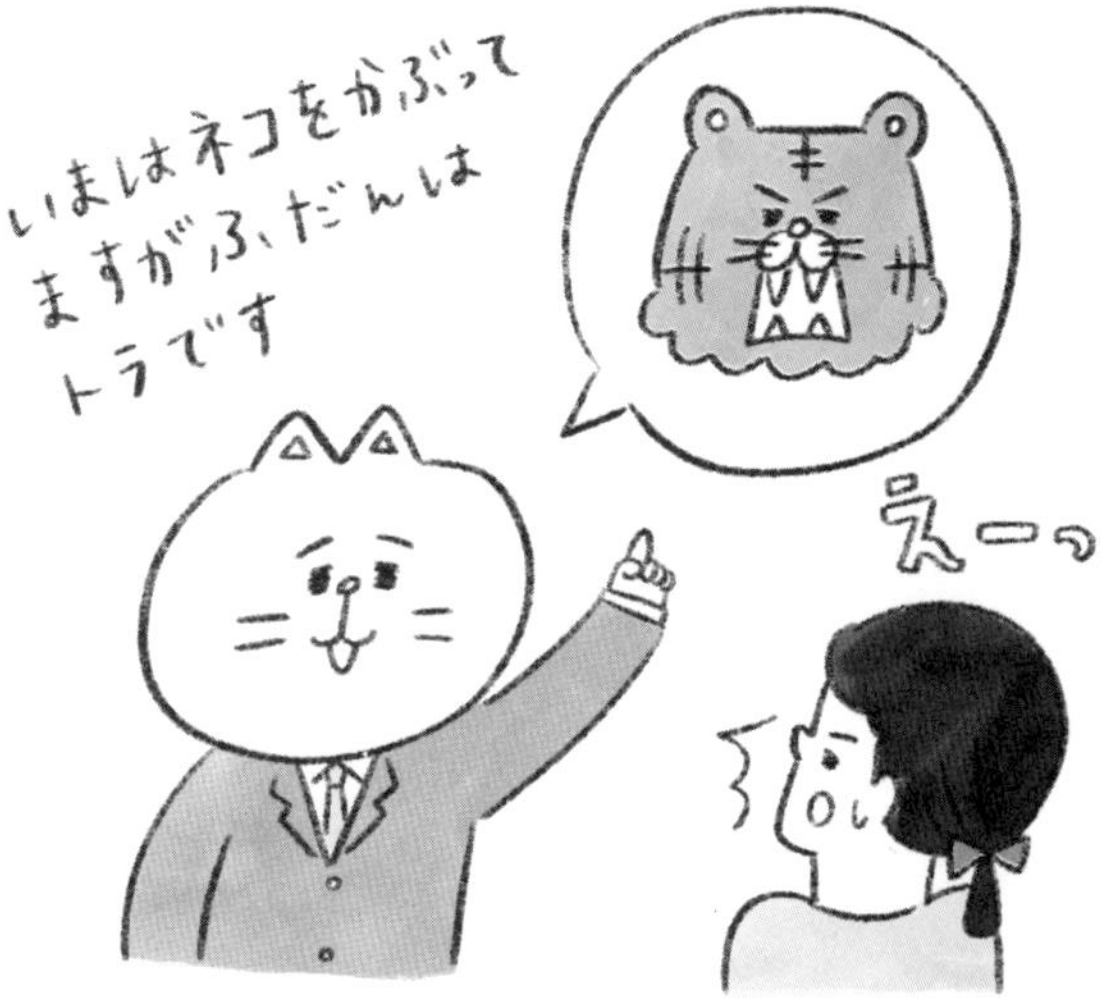
いまはネコをかぶって
ますがふだんは
トラです
えーっ

よく自己紹介のときに、「私は無口で表情がかたいので、一見、不機嫌そうに見えるかもしれませんが、そんなことはありません」「無口なだけなので、怖がらないでください」などと言う人がいます。

それと同じように、**「自分はこういうタイプ」だと予告**しておくことで、周りの理解を得て、自分らしくのびのびとやっていく。そんなイメージで、自分の特徴を伝えておくといいでしょう。

05

生きづらいパターン③

臨機応変な対応ができない

「私の仕事のやり方が間違っているのかも……」

事務仕事にコツコツと取り組んでいる30代のCさん。

「ミスのないよう、丁寧に進めていこう」と心がけており、相手の話をよく聞き、仕事も着実なので、職場の人からも評価されています。

しかし、「上司の指示をよく聞いて、言われた通りに業務を進めよう」と意識しすぎて、上司の指示に疑問を感じると、「これでいいのですか？」と何度も質問をしてしまいます。そのせいで、上司をイライラさせてしまうことも。

たとえば、上司から「このお客さんは特別だから、先にやって」と指示をされると、「社内の通常ルールから逸脱してしまう」と思い、「本当に大丈夫ですか？」などと質問し、上司から納得できる説明を受けるまで、仕事を止めてしまうことがあります。融通を利かせることが苦手なのです。

Ｃさんはそんなすれちがいから、上司や同僚と意思疎通がうまくいかないこともあり、**「自分の仕事のやり方が間違っているのかも」「周りの人を怒らせてはいけない」**と思うようになりました。

最近は自分の仕事にまったく自信が持てず、いつもビクビクしながら働いているので、集中力が落ちてミスが多くなりました。

基本に忠実に仕事をするのがいいのか、上司や同僚に言われた通りに疑問をはさまずやるのがいいのか、悩むことが多くなっています。

反省するのは「叱られたときだけ」で十分

Ｃさんは「周りの人を怒らせないように」と意識しているわけですが、そのせいで自信を失い、仕事に集中することができなくなっています。

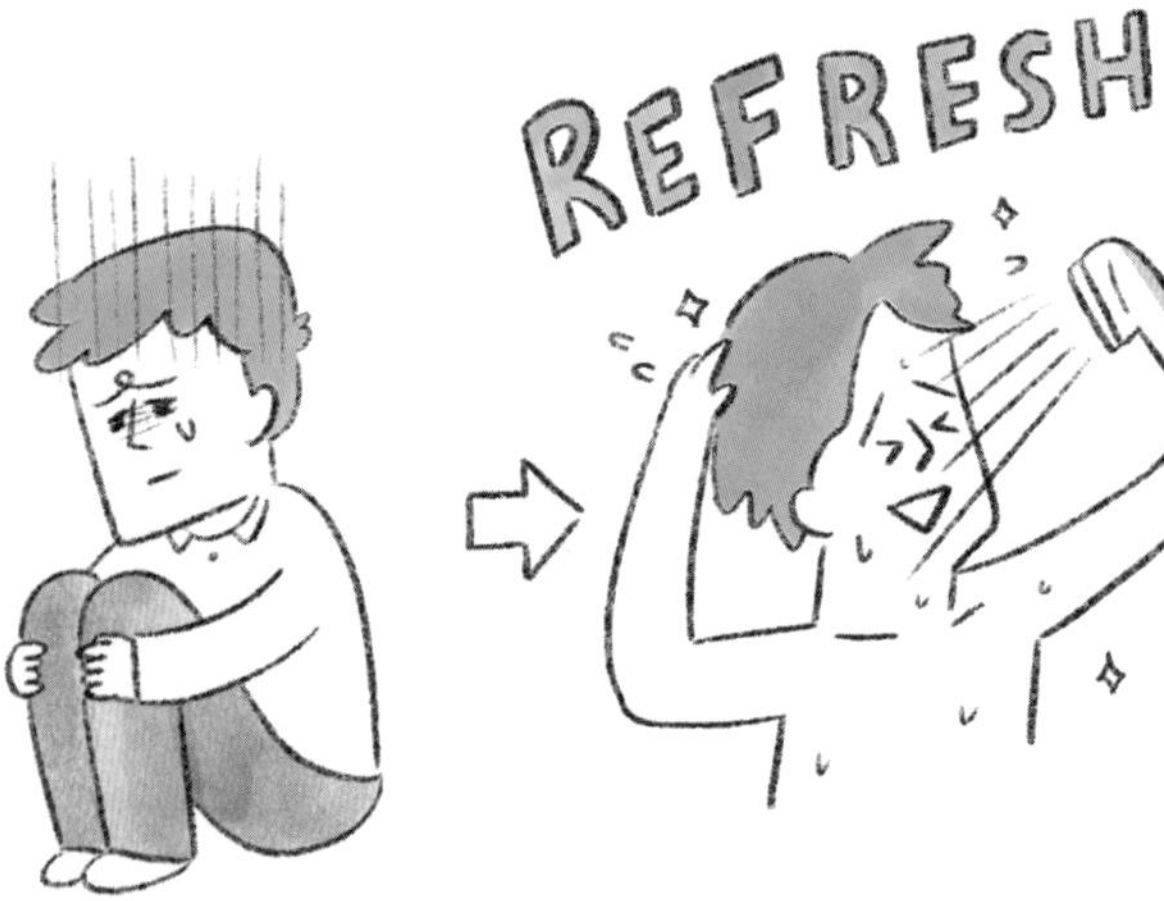

もともとは基本通りにコツコツと働いていたわけですから、コミュニケーションが少しうまくいかない場面があっても、たいていのことは問題がなかったはずです。しかし、いつもビクビクしながら働いている状況では、仕事の効率が落ちて、ミスも多くなりやすいでしょう。

そのような場合には、**「周りの人の評価を気にしすぎない」**ことが大切です。

人の評価を求めることで心身ともに消耗し、仕事の質が低下したら、評価はむしろ下がってしまいます。

反省するのは、「叱られたときだけ」で十分です。それ以上に人の評価を気にしないようにしましょう。

誰にでも、得意不得意はあります。「絶対にミスをなくそう」「怒られないようにしよう」と考えるのではなく、別の方法を考えたほうがいいかもしれません。

「ミスをなくしたい」という考えは、「周りの人によく思われたい」という理想のようなものでもあります。理想と実際の自分との間にギャップがあると、悩みが生まれやすくなります。

自分が実際に「できること」と、自分が理想とする「やるべきこと」を比べてみて、ギャップが大きい場合には、**「やるべきこと」を少し手放し、「できること」をコツコツとやる**というのも、ひとつの方法です。

そのほうが悩みや不安が減り、自信を持てるようになって、仕事もうまくいきやすいものです。

06

生きづらいパターン④

「正論」を言って、打ち負かそうとしてしまう

「私が正しい！　あなたが間違っている！」

30代の技術職のDさんは、若いのに仕事の専門知識が豊富で、技術のレベルも高く、周りから評価されています。

ただ、あまりにも自信が強すぎて、人の意見をちゃんと聞けないことが問題になっています。個人としては優秀でも、チームで働いたときに、トラブルメーカーになってしまうのです。

自分の知識や技術に絶大な自信を持っていて、誰かが間違ったことを言ったときには、その相手が上司でも取引先でもお客さんでも、正論をぶつけて説得しようとしま

す。相手に間違いを認めさせようとしてしまうのです。いつもそんな態度で働いているので、そこかしこで波風を立てて、問題になっています。

本人は「自分の主張が正しい」と考えていて、その点を譲る気はないのですが、結果として職場でさまざまなトラブルを起こしているのも事実なので、やり方を変えなければいけないとも思っています。

相手にも事情はある

「正論が通じない」と思っている場合には、２つの見方があります。

ひとつは「言っていることは正しいのに、それを聞こうとしない相手が悪い」という見方。もうひとつは**「言っているほうは正論のつもりでも、いろいろな事情があり、現実的な話ではない」**という見方。話しているほうにも聞いているほうにも、言い分があるのです。

「正論」というのは、筋道の通った正しい理論です。しかし、たとえ内容的に正しくても、相手側の事情として実行するのが難しい場合もあります。

仕事をしていくなかでは、スケジュールや予算、人員などの都合で妥協しなければいけないこともあるでしょう。そんなときに、正論を振りかざして相手を説得しようとしても、「無い袖は振れない」ということになって、埒《らち》が明きません。

そのような相手側の事情も考慮して、**「自分の考えていることがいくら正しいと思っても、意見を押し通す必要はない」**と考えを切り替えられると、トラブルが起きにくくなるでしょう。

「人の気持ち」よりも「事実や論理」に意識が向きやすい

自分の意見を伝えたほうがいい場面ではしっかり提案し、そうではない場面では相手に話を合わせる。そんなふうに、臨機応変にやっていければコミュニケーションもスムーズにいきますが、どうしても自分を曲げることに抵抗を感じるのであれば、無理をする必要はありません。

どんな場面でも、しっかりと主張できることが高く評価される職場もあります。

それぞれのスタイルに、それぞれのよさがあります。

自分はどんなスタイルなのか、考えてみてください。相手に合わせて調整するのが得意なら、その長所を生かしましょう。

人に合わせるのが得意な人もいれば、苦手な人もいます。

とくに自閉スペクトラム（AS）の特性がある人には、基本的に**「臨機応変な対人関係が苦手」**という特徴があります。

どちらかというと「人の気持ち」よりも「事実や論理」に意識が向きやすいのです。そのため、人に合わせて話を変えなければいけないような場面には、抵抗を感じやすい傾向があります。

そのような場合は、**自分の発言や行動を無理に調整しようとしないで、自分と相性がいい相手、相性がいい環境を探す**ようにするといいかもしれません。

コミュニケーションには相性もあります。

うまくいかないときには、自分のことばかり責めるのではなく、「相性が悪いのかもしれない」と考えてみるのも、ひとつの方法です。

07

生きづらいパターン⑤

人の期待に応えたい！

完璧主義でつらくなることも

企画職の30代のEさんは、新しい企画を思いつくと、その企画が自分のなかで100％満足できる内容になるまで、企画書をつくり込みます。

比較的早い段階で企画の骨格はできあがるのですが、Eさんはそのような状態を「未完成のもの」で「人に見せられるようなものではない」と考えています。

「人に見せるのなら、完璧に仕上げてから」と思っているのです。そのため、企画書を提出するペースが遅く、上司からも「完成度が低くてもかまわないから、7割完成したら見せるように」と言われています。

完璧なつもりで仕上げた企画書でも指摘が入り、軌道修正が必要になることもしばしばあります。たいていは微調整ですむのですが、ときには根本的な問題が発覚してしまうことも。

Ｅさんは「期待に応えたい」「完璧な仕事をしたい」という思いと、それがなかなかうまくいかないという苦しさを抱えて悩んでいます。

途中段階なら何度間違えてもいい

人の期待に応えたい思いが強い人は、**「仕事でヘマをしたくない」「評価が下がるのが嫌だ」**と考えがちで、間違えることが怖くなってしまいます。

仕事で越えるべきハードルの高さが自分のなかでどんどん上がってしまって、その結果、仕事を人に見せられなくなり、ひとりで作業を抱え込むようになっていく場合があるのです。

ここでおすすめしたいのが、「途中段階では間違えてもいい」という考え方です。

仕事のゴールはまだまだ先で、いまは途中段階だと考えるのです。

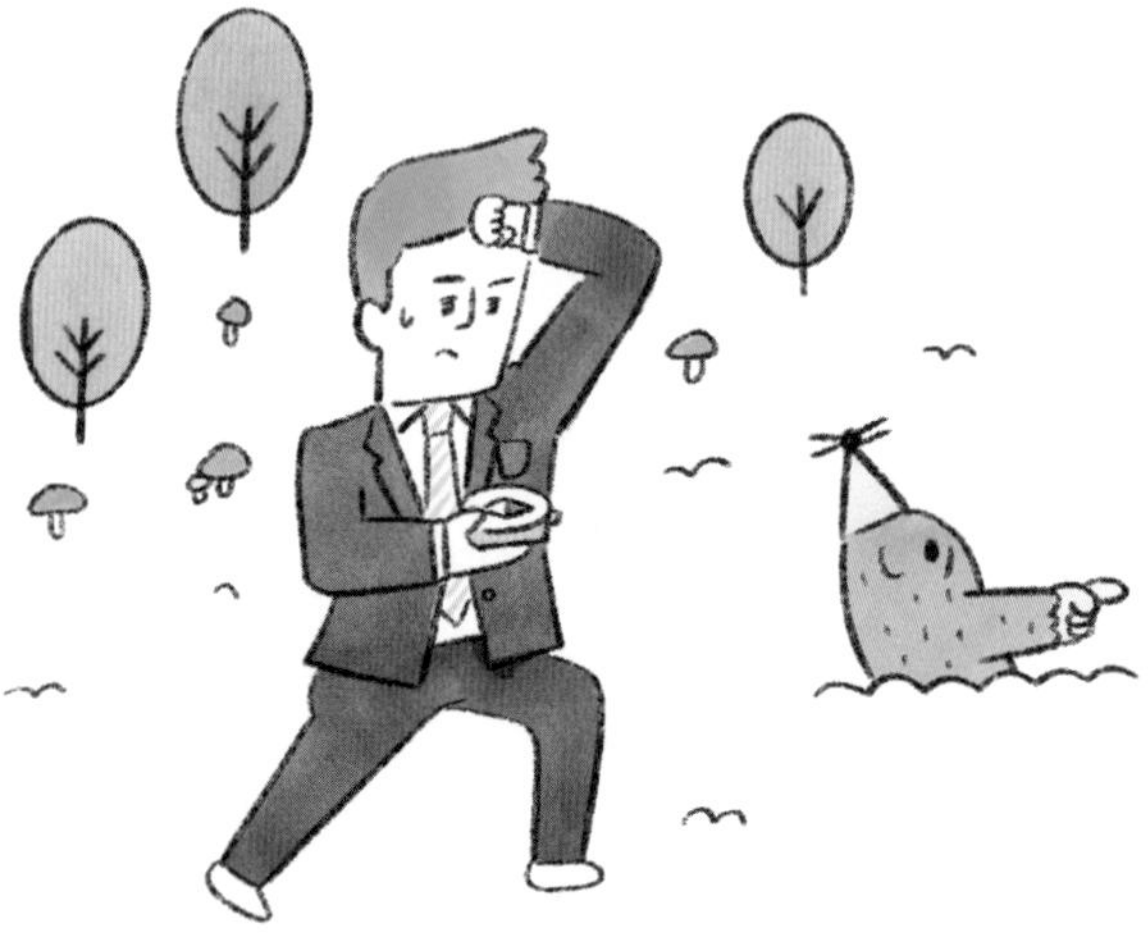

そして途中段階で、周りの人にこまめに相談するようにします。相談すると相手から間違いを指摘されることもありますが、途中段階なので、間違いを直すことができます。

途中段階でミスを修正し、最後には完璧に仕上げる。

そんなふうに考えると、目指すべきゴールを変えることなく、途中途中で人を頼れるようになります。ミスが出ても**「まだ途中だから大丈夫」**と思えます。

道の途中にはいろいろあるかもしれませんが、最後に帳尻が合えばいい。

「最初から完璧にしようとしなくていい」のです。

08

生きづらいパターン⑥

嫌だと思っても断れない

反射的にOKしてしまう

人に頼られると、嫌だと思っても断れない人も多いですよね。

40代の販売職のＦさんは上司や同僚から「いまちょっといいですか？」と聞かれると、どんなに忙しくても「大丈夫です」と答えてしまいます。

どんな用事にも笑顔で明るく対応していますが、忙しいなかで仕事がさらに増えてしまい、自分の仕事が思うように進まず困っています。

あとになって冷静に考えれば、「断るべきだった」「こういう理由を言えばうまく断ることができた」と思えるのですが、頼まれた瞬間にはそこまで冷静になれず、反射的に「大丈夫」と言ってしまいます。

人の役に立つことができるのは嬉しいのですが、そのかわり、自分自身が窮地に追い込まれることもあり、悩んでいます。


頼まれごとはもちろん「断ってもいい」のです。

自分自身がいま取り組んでいる仕事と、人に頼まれた仕事の優先順位を比べてみて、自分の仕事のほうが重要であれば、そちらを優先するべきです。

とはいえ、周りの人から急に声をかけられたとき、冷静な判断ができるかというと、それは難しいかもしれません。とくに相手の期待に応えたい人の場合、反射的に色よい返事をしてしまうというのも、もっともな話です。

この場合のひとつの対策としては、**どんな頼まれごとに対しても、まずは「ちょっと待ってください」と答える**こと。

たとえば、スケジュール的に難しい場合は、自分の予定を確認してから、**「○日の○時ならできますが、それでいいですか？」**と確認するのもいいでしょう。

この方法であれば、自分の状況を優先できます。

頼まれないように、場所を移動する

本当は自分のやりたいことではないのに、周りに合わせすぎてつらくなっている状態を、**「過剰適応」**と言います。

やりたいことよりも「周りに合わせてやるべきこと」を優先し、過剰に対応してしまっている状態です。

一見、社会にうまく溶け込んでいるように見え、優等生のように思われている場合もしばしばありますが、本人は周りが想像できないくらい、労力を費やしていて、無理して周りに合わせていることもあるのです。

このように、「過剰適応」して本来の自分を抑えすぎている場合、「断れるときは断ろう」と思っていても、とっさに問題にうまく対処できないこともあります。

そういった場合には、声をかけられやすい場所で作業することをなるべく避けて、頼まれる回数を減らすというのも手です。

断れなくても、頼まれることが減れば負担は減ります。ひとりで作業する時間を増やすというのも、いい方法かもしれません。

「やることをひとつ減らす」にチャレンジ

ここまで紹介してきましたが、行動を一気に変えるのは難しいものです。

そこで、まずは「やることをひとつ減らす」ことにチャレンジしてみましょう。

いままで当たり前のようにやってきたことを試しにひとつ、減らしてみる。ずっと続けてきたことを変えるのには勇気がいりますが、ひとつだけ、何かを変えてみてください。まずはひとつで十分です。

背負いすぎてしまった荷物を少しずつ、体からおろしていきましょう。

次の第2章から第4章では、対人関係や仕事、日常生活での具体的な場面をとりあげながら、「しなくていいこと」を考えるヒントを解説しています。

それぞれの場面ごとに「やることをひとつ減らす」チャレンジができるので、ぜひあなたの「しなくていいこと」を見つけてみてください。

第2章

対人関係の「しなくていいこと」

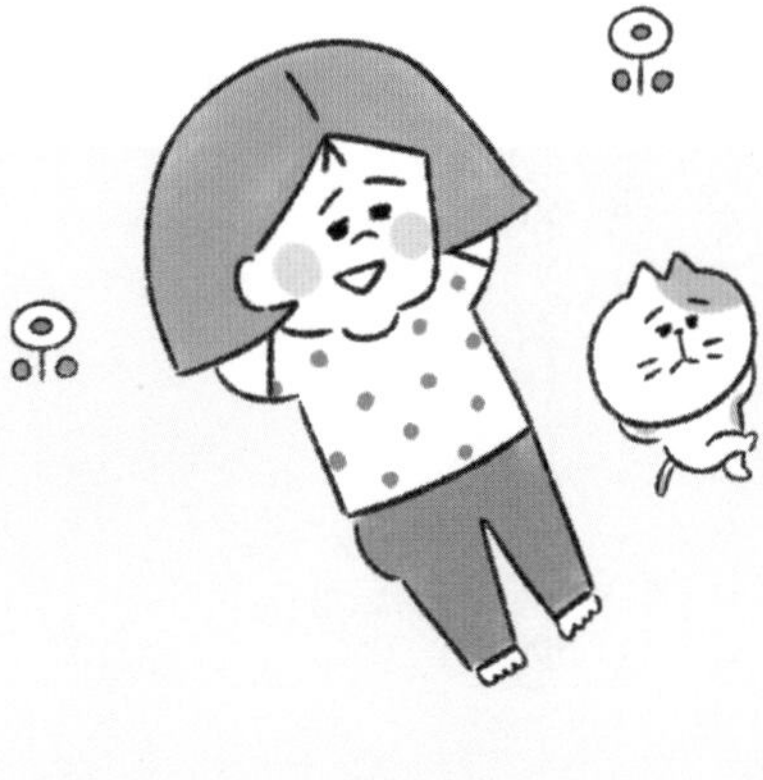

Point

「協調性」よりも「ルール」を優先しよう

これで人に振り回されない！

第2章から第4章では、私たちの日頃の悩みについて、具体的に「しなくていいこと」を紹介していきます。第2章のテーマは「対人関係」です。

対人関係には、会話が苦手、挨拶がうまくできない、飲み会がストレスになっている、人の顔色を気にしすぎてしまうなど、さまざまな悩みがあります。

悩んでいる人はこれを手放せばラクになるかもしれない、というヒントを紹介していきます。ぜひ参考にしてみてください。

対人関係の悩みを解決するためには、「協調性」よりも「ルール」を優先することが大切です。

ここでいう「協調性」とは、「相手に合わせて行動しよう」とすることです。協調性は一定ではなく、相手次第で変わるものです。

協調性を意識しすぎると、常に相手の話すことや表情、行動などを気にして、「やりたくないことを相手に合わせて無理してやっている」という状態が長く続き、心が落ち込む原因になります。

それに対して「ルール」というのは、一定の決まりごとです。常に一定で、相手によってぶれることがありません。

ルールにも社会のルールから家庭のルール、マイルールまでさまざまなものがありますが、大切なのは、**社会のルールから大きく逸脱しなければ、自分の生きやすいスタイルを選んでいい**ということです。

人の評価を気にしすぎない。受け流すことも大切

対人関係で「しなくていいこと」を手放すには、**「人の評価を気にしすぎない」**という点も大切になります。

対人関係で悩んでいる人は「自分がこういうことをしたら、相手はどう思うだろう」「嫌われるかもしれない」と考えがちです。

そんなときは、「協調性よりもルールを優先」という原則を思い返してみてください。社会のルールを守っていれば、少しくらいやり方を変えたからといって、人に嫌われたり怒られたりすることは、基本的にはありません。

もしも、ルールを守っているのにネガティブな反応をする人がいたら、その人とは距離をとったほうがいいというだけのことです。

誰かに合わせるやり方ではなく、社会のルールを守りながら、自分自身に合ったスタイルをつくっていきましょう。

そうすることで、対人関係のつらさは軽減していきます。

「協調性」より「ルール」を優先しよう

協調性を優先

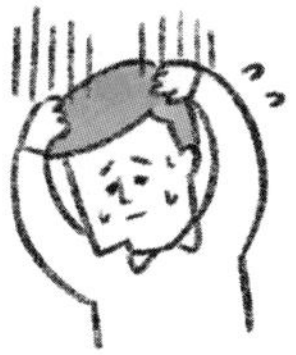

- 相手次第になる
- 周りの人と同じような行動になる
- 相手のために「やるべきこと」をする

ルールを優先

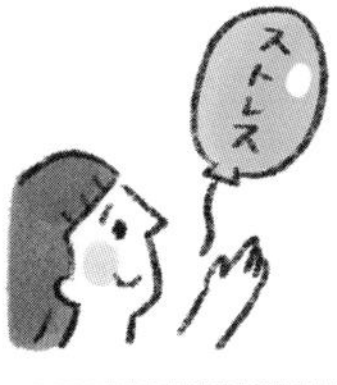

- 相手に関係なく一定
- ルールにのっとった行動になる
- ルールさえ守れば「やりたいこと」をしていける

CASE 01

社交的な場だと、うまく話せない

×無理にでも話そうとする

○アウェイな場所では黙っていてもいい

対人関係の悩みとして私がよく聞くのは、「社交的な場が苦手」という話です。一対一の話し合いはできる。初対面の人でもそれなりに話せる。でも、大勢が集まる立食パーティーのような場所に行くと、誰とどんな話をすればいいのかわからなくなってしまう。ほかの人が雑談をしているところに、タイミングよく入っていくことができない……。

パーティーに参加するときには、「たくさんの人と話して、交流を広げよう」と考える人も多いのではないでしょうか。たしかにパーティーは、さまざまな人と知り合う機会になります。

しかし、雑談が苦手な人が「自分から話しかけなければ」と思って、自分自身に高すぎるハードルを設定すると、パーティー自体が息苦しい、ストレスフルな場所になってしまいます。

話の合う人がいなければ、黙っていてもいい。無理のない形でそれなりに楽しめればいいや、という心づもりのほうが、気軽に参加できるのではないでしょうか。

誰にでも得意なコミュニケーション・スタイルがある

雑談が苦手で悩んでいる人は、自分がどんなタイプのコミュニケーション・スタイルが好きなのかを考えてみてください。

たとえば、漫才師の場合、ネタでは天才的なボケで爆笑を取る芸人が、トーク番組に出るとあまりしゃべれず、黙っていたりすることがあります。一方で、トーク番組では当意即妙に話している芸人が、大喜利企画のような場ではすべってしまうことも

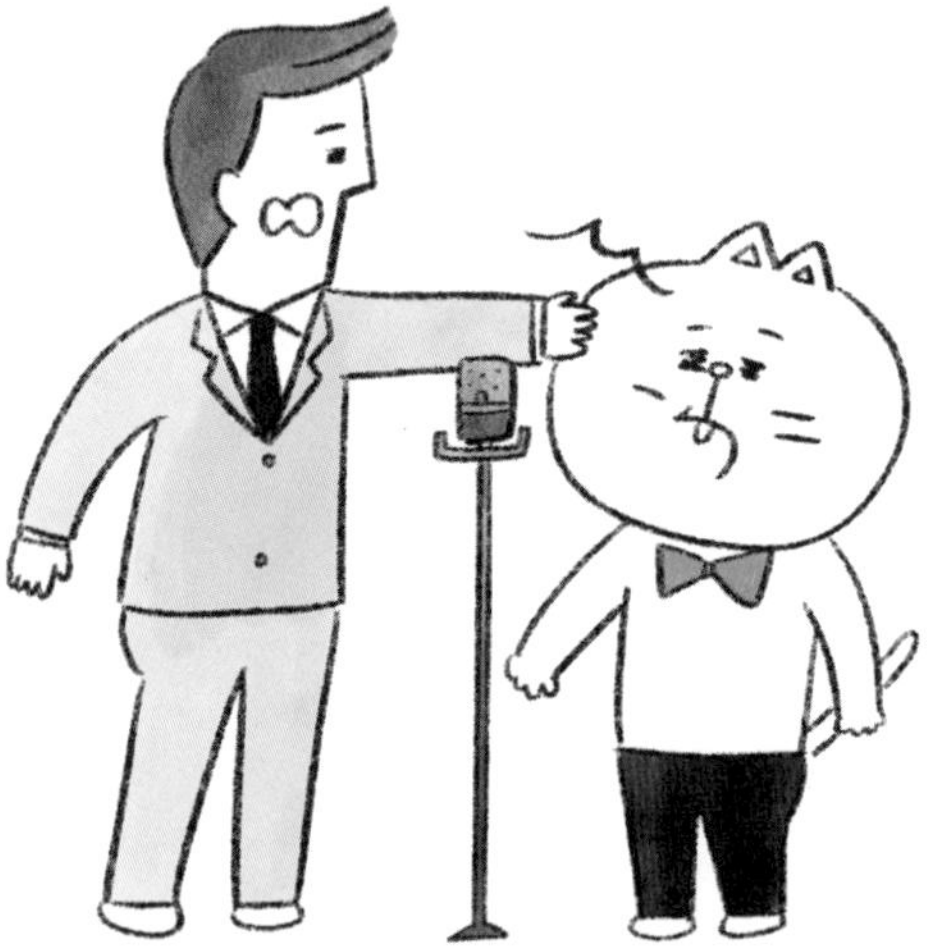

あります。
そんなふうに、ひとりひとりに得意なコミュニケーション・スタイルがあるわけです。
漫才の「ボケ」と「ツッコミ」も、コミュニケーション・スタイルのちがいと言えるかもしれません。
話を展開させていく人（ツッコミ）と、その話を崩す人（ボケ）。それぞれに役割があり、漫才でもトークでも、適材適所に配置されています。自分はどんなコミュニケーションが得意なのか、どんな場面だと話しやすいのかを考えてみましょう。**「話しやすい場所で話せればいい」**と考えるとラクになりますよ。

CASE 02

意見を言うのが苦手

× 「また発言できなかった」と自分を責める

○ 緊張しない場所で、意見を言ってみる

本当は言いたいことがあるのに、なかなか意見を言えない人もいます。

「意見を言ったらみんなに反対されそう」「場の空気を壊してしまいそう」などと考えて、言葉を飲み込んでしまうのです。

会議では、黙っているうちに話がどんどん進んでいき、言いたいことを言えないまま、話し合いが終わってしまいます。

ほかの人が活発に意見交換している様子を見て、「自分だけ意見を言えなかった」

などと感じ、自分を責めてしまうこともあります。

発言のしやすさは周りとの関係性で決まる

意見の言いやすさは、周りの人との関係性で決まります。

みなさんも、クラス、部活動やサークル活動などいろいろな場に参加して、話しやすい場と、そうではない場があったという経験があると思います。

職場も、年齢に関係なく気さくに発言できるフランクな職場もあれば、ある程度のキャリアにならなければ発言しにくい職場もあります。

「意見を言うのが苦手」だとしても、それは自分のせいだけではなく、環境との相性が悪いのかもしれません。うまく発言できない自分を責める必要はありません。

なかなか意見を言えない人、場に合わせて意見を調整するのが苦手な人は、まずは発言しやすい場所で、話しやすい相手に意見を伝えることから始めてみてはいかがでしょうか。

CASE 03

挨拶が苦手

×ちゃんと挨拶できるようにいつも意識する

○通りすがりに靴を見る

挨拶が苦手という人もけっこう多いものです。

「おはようございます」「お疲れ様です」と言ったのに、無視された経験があったり、「忙しいときに声をかけないほうがいいのでは」と思ったりすると、挨拶がしにくくなります。

また、とっさに挨拶ができないというパターンもあります。

たとえば会社の廊下で、思いがけずに重役とすれちがったときに、緊張して口ごもったり、無言で通り過ぎたりすることもあるでしょう。

挨拶がうまくできないせいで、「感じが悪い人と思われているのでは」「評価が下がってしまうのでは」と悩む人も多いものです。

「挨拶の悩み」を相談されたときには、私はよくこんな話をします。

「挨拶だけはできるけど仕事ができない人と、仕事はできるけど挨拶だけはできない人、どちらが会社にとって役に立ちますか？」

会社で大事なのはまず仕事。挨拶が多少苦手でも、仕事ができれば基本的には問題ないはずです。まずは仕事に集中する、次に挨拶をできる範囲でやっていく、と考えましょう。

仕事をきちんとこなしているのに、挨拶がちょっと苦手なだけでいづらさを感じる職場なら、その会社とは相性がよくないのかもしれません。

無難な挨拶の技術を３つ身につける

挨拶はほどほどでいいとは言うものの、それでもちょうどいいタイミングで挨拶したい、という場面もありますね。

私は挨拶が苦手な人に、「学校や会社に着いたら小声で挨拶をする」「人とすれちがうときは軽く目を伏せて下を向く」「挨拶されたら同じように挨拶する」という3つの方法をおすすめしています。

① 学校や会社に着いたら小声で挨拶をする

学校や会社などに着いたら、会う人に小声で「おはようございます」などの無難な挨拶をしながら、軽く会釈をします。ボソボソッと、相手に聞こえるか聞こえないかくらいの声で話すのがポイントです。最低限の無難な挨拶をするのです。相手からの返事があってもなくてもかまいません。**「返事があればラッキー」**くらいに受けとめて、挨拶をなんとなくやり過ごしましょう。

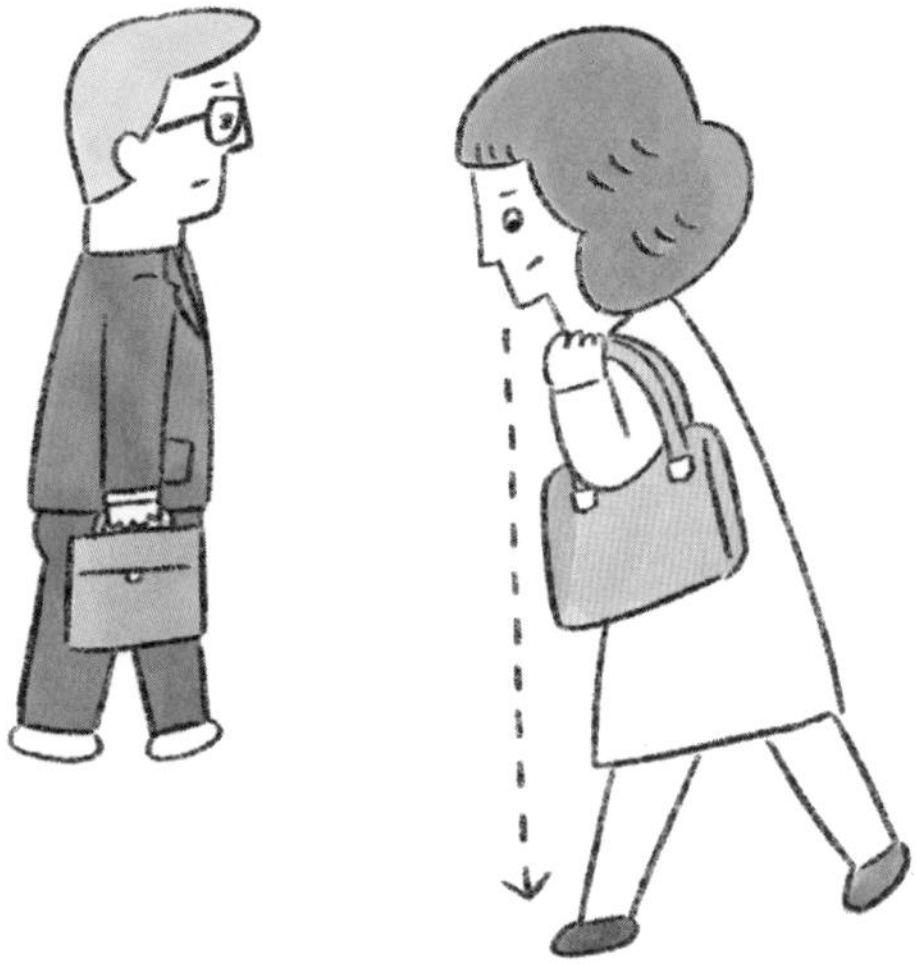

このやり方であれば、相手の表情を読み取るのが苦手でも、無難に挨拶をすることができます。

② 人とすれちがうときには、軽く目を伏せて下を向く

学校や会社などの建物のなかで人とすれちがうときには、軽く目を伏せて下を向きます。自分の靴先を見るといい角度で頭を下げられます。相手が知り合いでも知り合いではなくても、とにかく下を向いてすれちがいます。

こうすると、相手には「会釈をしたのか、ただ下を見たのか」がよくわかりません。どちらなのかわからないくらい、

微妙に頭を下げるのがポイントです。

微妙なので、相手もなんとなく通り過ぎていってくれます。

③ 挨拶されたら同じように挨拶する

もしも相手が声をかけてきた場合には、同じように挨拶を返す。この方法であれば、挨拶で大失敗することは基本的になくなります。

とくに、相手の表情や仕草を見ながら挨拶するのが苦手な人にはおすすめです。

まずは自分のできるやり方を試してみてください。

CASE 04

親しい人が少ない

✕すべての人と親しくなろうとする
○プライベートで仲間と過ごす

周りの人と親しくなれなくて、悩んでいる人もいるのではないでしょうか。

職場の同僚など、一緒に活動している人となかなか親しくなれない。仕事の話はできるけれど、それ以外の話が弾まない。だからいつもひとりで、淡々と仕事をしている。そのせいで、「協調性がない」と言われてしまう。

会社にかぎらず、学校や地域のコミュニティなど、「周りの人と親しくなれない」という相談を受けることがよくあります。

多くの場合、友だちがまったくいないというわけではありません。プライベートでは趣味の仲間がいるものの、学校や会社などで友だちがつくれないという話だったりします。

私たちは子どもの頃に「友だちをたくさんつくろう」「みんなと仲よくしよう」という話をよく聞いて育ったので、つい「友だちが少ないのはよくないこと」だと考えてしまいますが、**友だちが少ないのは、本当によくないことなのでしょうか。**

職場でみんなと仲よくしようとすれば、仕事の仕方は当然、甘くなっていきます。たとえば私の場合、論文を書くためには自分の研究よりも先に発表された研究を参照し、時には批判しながら、自分の考えをまとめていかなければいけません。そうでなければ、新しい研究にはならないからです。

日頃から同業者と仲よくすることばかり考えていると、その人の研究を批判できなくなってしまいます。それでは学問が進歩しません。だから私は、一緒に研究する仲間はつくりますが、学会などでいろいろな研究者と友だち付き合いすることはあまり重視していません。

もしも私が協調性を重視して馴れ合いになり、いい加減な論文を書いてしまったら、そちらのほうが問題だと思います。

出会う人みんなと仲よくしなくていい

世の中には、大勢の同僚と仲よく付き合いながら、仕事は仕事できちんとこなす人もいますが、そうではない人もいます。

私は、大多数の集団のなかでたくさんの友だちをつくることができなくても、小集団で仲間と楽しく過ごせれば、それでいいと思っています。出会う人みんなと仲よくしようとしなくても、人生はやっていけます。

私は「ネスト・ジャパン」というＮＰＯ法人を運営していますが、この団体では、大きな社会のなかに趣味の小集団をつくり、さまざまな人の居場所にしていこうという活動をしています。(https://www.nest-japan.org/)

学校や会社では勉強、仕事に集中し、それ以外の場で仲間をつくって楽しくやっていくというのも、いいのではないでしょうか。

CASE 05

飲み会が苦手① お酌などの気遣いが苦手

× 「付き合いも仕事のうち」と考えてガマンする

○ 歓送迎会や自分が幹事の会にだけ参加する

飲み会が苦手という悩みもありますね。この悩みの原因はいくつかありますが、ここでは気配りをするのが苦手で、飲み会に参加すると、ものすごく疲れてしまうというケースを紹介します。

空気を読めないわけではないけれど、人の気持ちを察することが得意ではない。気配りをしようとすると、いろいろな人の様子を見ることに一生懸命になってしまって、頭や心のエネルギーを大量に消費する。

飲み会に行っても楽しめず、ただただ疲れて帰ってくる。

よく「付き合いも仕事のうち」だと言われます。

「飲み会で人脈を広げるのも大事」などと先輩や上司から言われることもあるでしょう。それもひとつの考え方です。実際に、飲み会でのあれこれを仕事に生かしている人もいると思います。

しかし、「飲み会には行かなければならない」「誘われたら、絶対に断ってはいけない」と決めて自分を追い込んでいくと、ますます飲み会がストレスになります。

気配りが苦手で飲み会が苦痛だという人は、**「本当にすべての飲み会に必ず参加しなければならないのか」**を考えてみましょう。

飲み会は重要なものだけ出ればいい

昔は、飲み会に参加しないことをよしとしない会社もありました。

しかし、いまはどうでしょう。若い方が飲み会に参加したがらないので、飲み会自体もだいぶ減ってきたと聞きます。

そんななか、新型コロナウイルス感染症の拡大によって、以前のように飲み会が大人数で開催される機会が少なくなりました。忘年会や歓送迎会をやらなくなった会社も、多いのではないかと思います。

しかし、忘年会や歓送迎会をしなかったことで、仕事がうまくいかなくなったかというと、どうでしょうか。**「飲み会をしなくても仕事はできる」**ということを、多くの人が感じたのではないかと思います。


飲み会に参加すると疲れてしまう人は、ひとつひとつの飲み会について「この飲み会に出なかったら、仕事で不利になるのか」を考えてみてください。そして、自分にとって必要最低限の飲み会を選んで、無理のない範囲で参加するようにしましょう。

飲み会が苦手な場合に「必ず参加する」のは大変ですが、反対に「すべて断る」というのも簡単ではありません。ですから「飲み会は重要なものだけ出ればいい」と考えるのです。

たとえば、自分の歓送迎会のように重要な場には参加し、日常的な飲み会は辞退するというのも、ひとつの考え方です。そうすることでラクになる人もいます。

日常的な飲み会について、自分が幹事をするときには参加し、気が乗らなければ欠席するという方法もあります。

飲み会で話し相手を見つけて、話題を探して、お酌をして……、と考えると、いろいろと気疲れしますが、幹事であれば、注文をとったり会計をしたりして、事務的な会話に集中できるので、ストレスも減るかもしれません。

うまい断り方とは？

重要な飲み会にだけ参加したいと思っても、誘いをうまく断れない人もいるのではないでしょうか。その場合には、**「お酒が得意ではない」**などの正当な理由を伝えて断ることをおすすめします。

私もお酒が苦手で飲み会がストレスになることもあり、長年悩んでいたのですが、あるとき異動したことをきっかけに、周りの人に「ほとんど飲めない」ということを素直に伝えました。

それ以来、無理に飲み会に参加することが減って、とてもラクになりました。飲み会に出席しても、ノンアルコール飲料しか飲まないことにしています。

このように、転職や異動などをきっかけに「お酒が得意ではない」ことを伝えるのも、ひとつの方法かもしれません。

ただ、その場合には、**「飲めないから飲み会を断る」という流儀を貫き通す**ことがポイントになります。

「飲めないけど、相手によっては無理をして飲む」といった形で曖昧な対応をしていると、結局、「付き合いがいい・悪い」という話になってしまいます。

「自分はこういう理由でこれをしない」と決めたら、それをルールとして、淡々と実践していきましょう。そうすれば、周りからの理解を得やすくなります。

CASE

06

飲み会が苦手②
テンションが上がりすぎて失敗する

✕ 無理に「盛り上げ役」をする

○ ニコニコと笑って聞き役に徹する

「飲み会が苦手」の2つめのパターンは、飲み会でテンションが上がってしまい、後悔する例です。

飲み会の最中は盛り上げようと一生懸命で、終わったあとに「自分ばかり話してしまい、相手の話を聞いていなかった」「調子に乗りすぎて、失言してしまった」「話に夢中になって、周りにお酌をするのを忘れてしまった」と反省するのです。

お酒を飲むたびにそんな調子なので、飲み会に行くこと自体が憂うつになってしまいます。

お酒を飲むと判断力が低下するため、誰でも不用意な発言が出やすくなります。とくにADHの特性がある人のなかには、日頃から**「思いついたことを口に出しやすい」**傾向がある人がいます。お酒の影響でそういった傾向が強く出やすくなるケースもあるため、少し注意が必要です。

「鍋奉行」になろう

場を盛り上げるのもいいのですが、飲み会の後に後悔することが多い方は、「飲み会は基本、聞き役に徹しよう」とするのもひとつの手です。

飲み会ではその場を盛り上げるよりも、ニコニコと笑って人の話を聞き、空いたグラスにお酌をしているほうが無難です。

寒い時期であれば、「鍋奉行になる」のもいいでしょう。鍋奉行なら、黙っていても多くの人に感謝してもらえます。

仲間内の親しい飲み会では、毒舌を吐いたり、ちょっとふざけたりしても、それはそれでよしとされるものです。

会社で開催される飲み会では、話はほどほどに基本聞き役に徹する、親しい仲間内では気軽に話し、ちょっとくらいの失敗はオーケー、そんなふうに分けて考えてもいいでしょう。

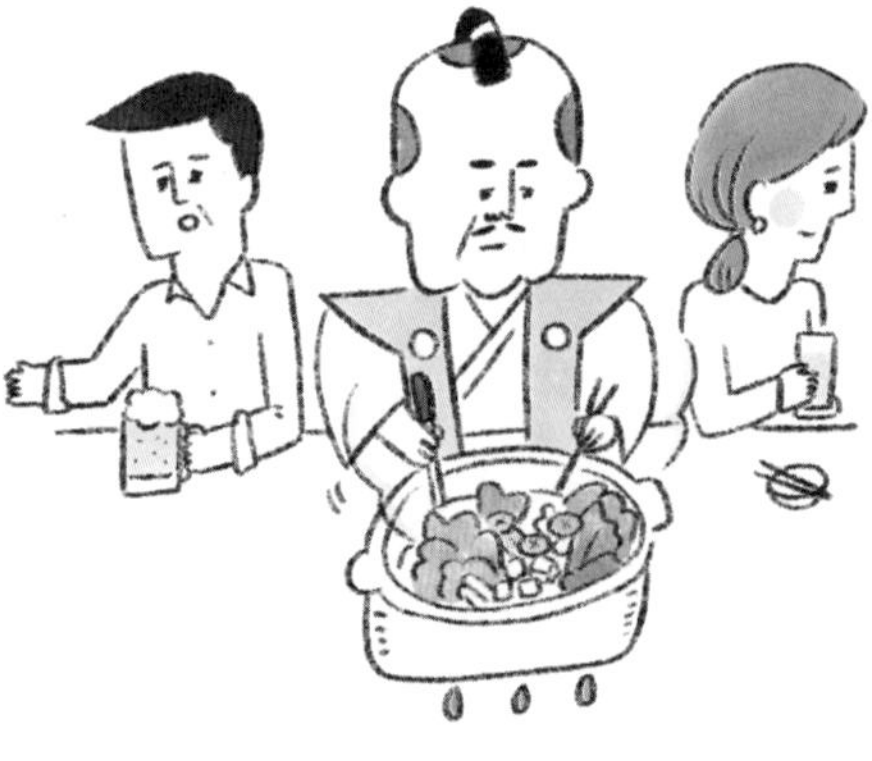

CASE 07

人の顔色を気にしすぎてしまう

✕ 相手の表情で判断する

○ 相手の話している内容で判断する

自分の言った一言で相手の表情が変わった気がする。もしかして変なことを言ってしまったのかもしれない……。でも何が悪かったのかわからない。

「相手が不機嫌なように感じるけど、なぜ不機嫌なのかはわからない」

このように悩む人が多くいます。私の患者さんで自閉スペクトラム（AS）の特性がある方のなかにも、相手の気持ちをつかむのが難しく、表情ばかりを見てしまう人もいます。

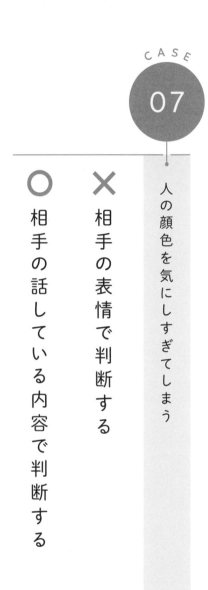

自分が何か言ったときに相手がよい反応を示さなくても、相手はただ忙しくて別のことを考えていただけなのかもしれないのに、自分が言ったことで怒っていると思い込むケースもあります。

相手の機嫌がどうあれ、「ほめられたら感謝、怒られたら反省」

相手の気持ちを理解するのが難しい、深読みしすぎてしまう、という自覚のある方は、相手の表情で判断しようとするのではなく、相手の話の内容に注目して、**「話の筋」を読む**ようにしてみましょう。

機嫌がいいのか悪いのかを読むのはけっこう難しいです。相手の機嫌がどうあれ、ほめられたら感謝し、怒られたら反省する。**何か言われたことに対して、「自分をどう思っているか」過剰に深読みしないようにすれば、相手の機嫌に振り回されることは減っていきます。**

つい人の機嫌をうかがってしまうタイプの方だと、どうしても「顔色」に注目してしまうものです。しかし、「話の筋」を理解しようとすれば、相手の感情に振り回されることはなくなります。

「話の筋を読む」という点では、相手の気持ちを汲むのが苦手な人のほうが、かえっていいかもしれません。相手の顔色を気にせず、話を理解することに集中できます。

職場であれば、上司や同僚とは仕事の話を淡々として、やるべきことをしっかり理解し、業務に集中できるほうがいいでしょう。会社というのは本来、仕事をする場所のはずです。相手の気持ちを理解するのが難しい人は、話の筋を読むようにしてみましょう。

CASE 08

人の顔や名前を覚えられない

× 「覚えていないことを周りに悟られないようにしよう」

○ 「名前を覚えるのが苦手」と周囲に伝えておく

人の顔や名前をなかなか覚えられない。一度会って挨拶をしたくらいでは、相手の顔と名前が記憶に残らない、という悩みがある人もいます。

たとえば、会社にたまにしか現れないような人がふらっと現れたときに、相手が重要な人物だということを思い出せず、「どちら様でしょうか」などと言ってしまったりすることもあります。

すでにある程度のキャリアがあって、一定のポジションを得た人であれば、人の顔や名前を覚えられなくてもどうにかやっていけたりもしますが、若手の方などの場合、覚えていないと関係をこじらせてしまう可能性もありますよね。

じつは私も人の顔を覚えるのが苦手なのですが、何十年も働いてきて仕事の仲間もいるので、周りに助けてもらいながら、なんとかやっていけています。

相手の名前をすぐに思い出せないときでも、「どうも」などと挨拶しながら話をしているうちに思い出すということもあります。

発達障害の特性で、人の顔や名前を覚えるのが苦手という人もいます。人によって程度は異なりますが、何度も会っている相手の顔を覚えられず、毎回名前を聞いているという例もあります。

名前を覚えるのが苦手な場合には、次のような対策をとるといいでしょう。

「以前お会いしましたよね」で乗り切れる場合も

まず、**「人の顔や名前を覚えるのは自分にとって難しいことだ」**という認識をしっかり持てると、対策がとりやすくなります。何度か会えば覚えられるのか、複数回会っても難しいのか、考えてみてください。

何度か会えば記憶できるのであれば、顔を覚えるまでは「以前にお会いしましたよね」といった話をして、相手に失礼にならないように気をつけながらやりとりをしていくというのもひとつの方法です。そのようなスタイルで大きな失敗をすることがなければ、対策としてはそれで十分でしょう。

何度顔を合わせても相手の顔や名前を覚えられず、苦労しているという場合には、周りの人の協力を得たほうがいいかもしれません。

自分は人の顔や名前を覚えるのが苦手だということを、周囲の人に伝えておきましょう。そして、来客の顔を見ても名前を思い出せないときには、同僚にこっそり

①本書をお買い上げいただいた理由は？

（新聞や雑誌で知って・タイトルにひかれて・著者や内容に興味がある　など）

②本書についての感想、ご意見などをお聞かせください

（よかったところ、悪かったところ・タイトル・著者・カバーデザイン・価格　など）

③本書のなかで一番よかったところ、心に残ったひと言など

④最近読んで、よかった本・雑誌・記事・HPなどを教えてください

⑤「こんな本があったら絶対に買う」というものがありましたら（解決したい悩みや、解消したい問題など）

⑥あなたのご意見・ご感想を、広告などの書籍のPRに使用してもよろしいですか？

1　可　　　2　不可

※ご協力ありがとうございました。

郵便はがき

料金受取人払郵便

渋谷局承認

2087

差出有効期間
2025年12月
31日まで
※切手を貼らずに
お出しください

150-8790

130

〈受取人〉
東京都渋谷区
神宮前 6-12-17
株式会社ダイヤモンド社
「愛読者クラブ」行

本書をご購入くださり、誠にありがとうございます。
今後の企画の参考とさせていただきますので、表裏面の項目について選択・ご記入いただければ幸いです。

ご感想等はウェブでも受付中です（抽選で書籍プレゼントあり）▶

年齢	（　　　　）歳	性別	男性 ／ 女性 ／ その他
お住まいの地域	（　　　　）都道府県　（　　　　）市区町村		
職業	会社員　経営者　公務員　教員・研究者　学生　主婦 自営業　無職　その他（　　　　）		
業種	製造　インフラ関連　金融・保険　不動産・ゼネコン　商社・卸売 小売・外食・サービス　運輸　情報通信　マスコミ　教育 医療・福祉　公務　その他（　　　　）		

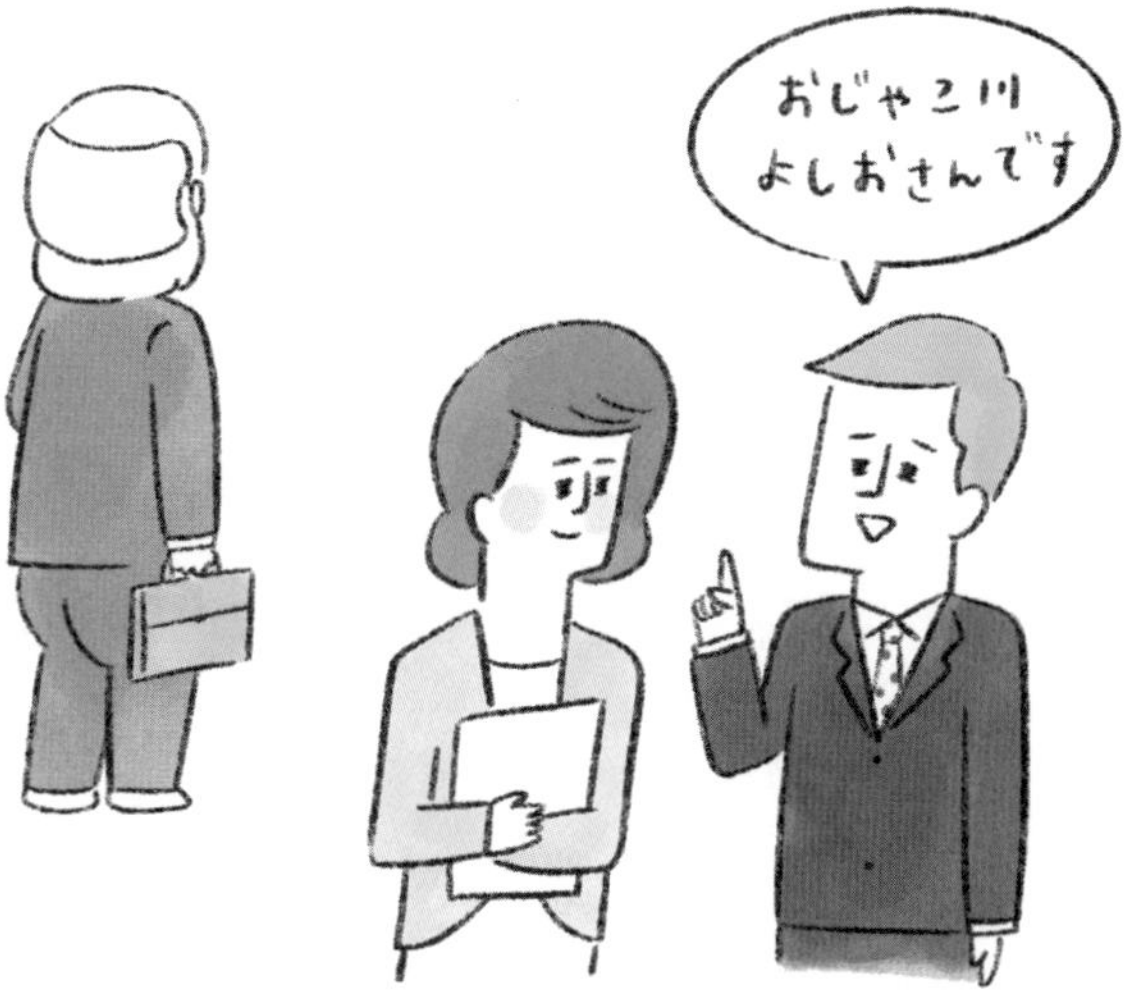

「あの人、誰でしたっけ」と聞くようにします。

難しいことには周囲の協力を得るほうが、未然にトラブルを防げます。

私はそういうやり方で、仲間に助けてもらいながら働いています。

CASE

09

人とかかわりを持つこと自体がストレス

×いつも誰かといる

○ひとりの時間を大切にする

「人と一緒にいることがつらい」「大勢のなかにいると緊張してしまう」という相談を受けることがあります。会話が苦手だったりして、人と会うのがストレスになっている。でも、友人や知人と交流するのは大事だと考えて、がんばってなるべく多くの人に会おうとする。

そういう人のなかには、自分から望んで交流の場に行っているのに、いつも「早く帰りたい」「ひとりでゆっくりしたい」と思っている人もいます。

多少疲れていても、友人や知人との交流が楽しく、人と会うことに充実感を抱いているのなら、そのままでもいいのかもしれません。

しかし、「ひとりでいるよりも、誰かと過ごすほうが充実している」といった一般論にとらわれている場合は、注意が必要です。

友人や知人と話していて「楽しい」と感じる気持ちと、「早く帰りたい」という気持ち、どちらが強くなっているかを考えてみてください。

ひとりになりたい気持ちが強く、自分が無理をしているように感じるのなら、人と会う機会を少し減らしてもいいでしょう。

自分のタイプがわかると生きづらさの解消に

「いつも誰かと一緒にいないとつらい」というタイプと、「ひとりでいるほうがはるかにラク」というタイプ、２つのタイプがあります。もちろん、人によって程度は異なります。また、どちらのタイプでも、誰かと一緒にいたいときもあれば、ひとりでいたいときもあるでしょう。

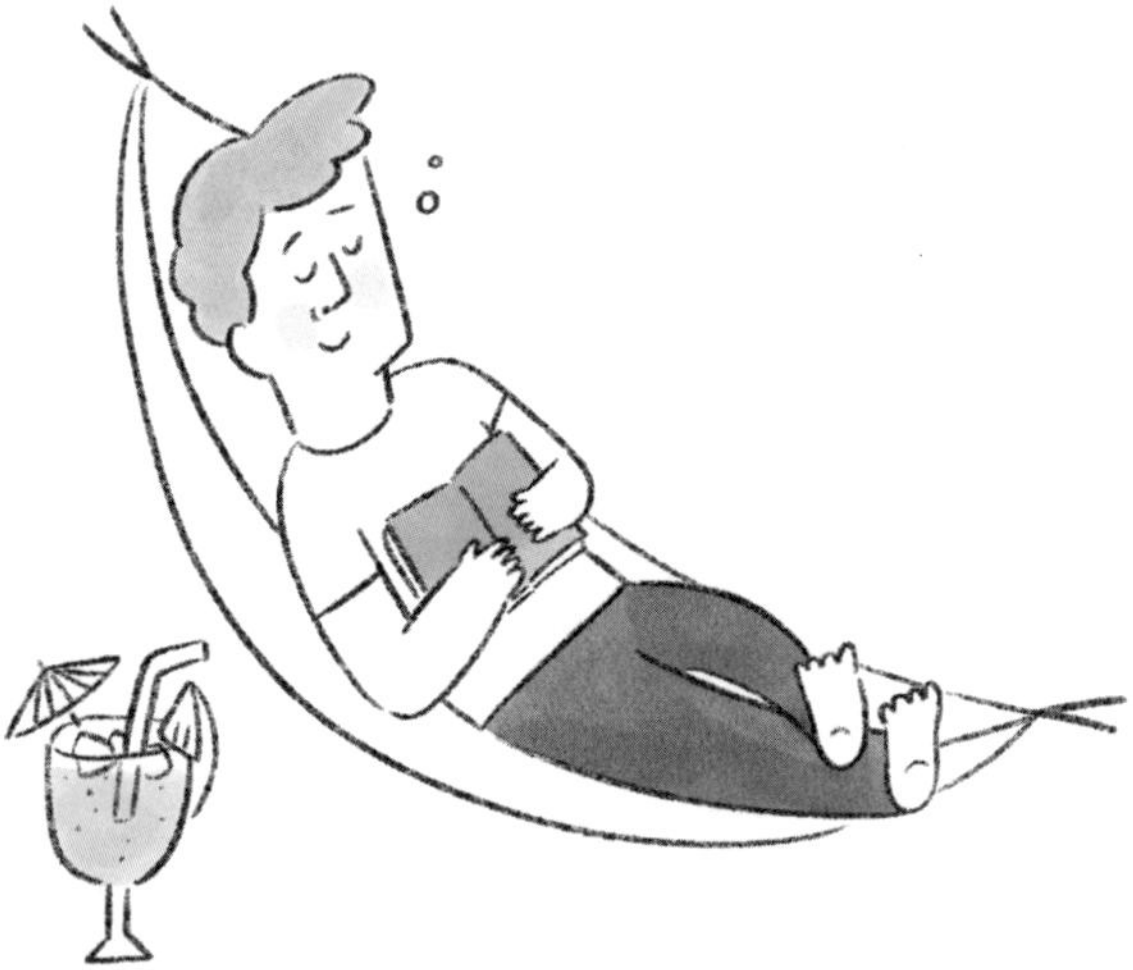

気分によって「やりたいこと」は変わるわけですが、自分の基本的な感じ方がどちらのタイプなのかを考えてみると、生きづらさの解消につながります。

ちなみに、私は「ひとりでいるほうがはるかにラク」なタイプです。

2020年には新型コロナウイルス感染症の拡大によって、在宅ワークをする機会が増え、病院の仕事以外は自宅ですることが多くなりました。

また、休日に講演会などに行くことが減ったので、連休などにほとんど誰にも会わずに過ごすこともありました。

自宅にひとりでいる時間が大幅に増え

たわけですが、私の場合、全然平気でした。私は自分がそういう人間だとわかっているので、無理に人に会おうとせず、ひとりで気楽に過ごせたのです。

誰かと一緒にいるときに疲れを感じる人は、「ひとりのほうがラクかどうか」を考えてみてください。

もしひとりのほうがラクなのであれば、それでかまわないのではないでしょうか。「早く帰りたい」「ひとりでゆっくり、趣味の活動に没頭したい」と思うのなら、ひとりで過ごすほうがストレスは少なくなるはずです。

どちらがいいのか悪いのかということではなく、ただ、そういうタイプなのだということです。

「どうするのがいいのか」ではなく、「自分がどんなタイプなのか」を考えてみると、生きるのが少しラクになるのではないでしょうか。

CASE 10

自分だけがみんなとちがう気がして、疎外感がある

× 無理やり周りの人と行動を合わせる

○ 人と「同じ」でなくていい

この本を手に取る人のなかには、**「自分はどうもみんなとは少しちがう」**と感じている人も多いかもしれません。

たとえば学生時代のサークル活動などで、みんなと同じような行動がとれなかった。いつも自分だけ少しズレていた。ひとりだけ別のことをしていることが多くて、「みんなにどう思われているんだろう」と感じることがあった。そんなふうに、仲間外れにされたわけではないのに、なぜか疎外感を持ってしまうというイメージです。

このような感覚を持っていても、あまり気にしないという人もいます。そういう人は、多少ズレているように感じてもあまり気にせず、自分のやりたいようにやっていけるので、さほど心配はありません。

悩んだり困ったりしやすいのは、自分が人とちがうことを気にしてしまうタイプの人です。

気にしやすい人の場合、自分が人とどうちがうのかを考えて、人とちがうところを直そうとします。人のやり方に合わせたい、でも合わせるのが苦手でうまくできない、それでもやっぱり合わせたい、と苦手なことをがんばろうとします。

「自分は周囲から浮いているかもしれない」と悩み、いつも自分の行動を人と比べて、場の雰囲気に順応できているかを気にしてしまう人もいます。

やりたいか、やりたくないかで決めよう

ひとりだけズレていて、疎外感があるという場合に大事なことは、**「人と自分を比べない」**ということです。

私は子どもの頃、父親から「人と同じことをしちゃダメだ」とよく言われました。そう聞いて育ったので、「みんながやっているのと同じことをやってはいけない」と考える習慣がついてしまいました。そうすると、人とちがうことができるのですが、それはそれで困ることもあります。みんなが盛り上がっているときに、本当は自分もやってみたいのに、遠巻きに見ているだけで、輪のなかにうまく入れないこともありました。「人とちがうことをする」というのも、ある意味で人と自分を比べてしまっているわけです。

「人と同じようにする」のも「人とちがうことをする」のも、結局は人と自分を比べて、人に合わせて行動することになっていくものです。

そうではなくて、人が何をしていても、自分がやりたければやる、やりたくなければやらないという考え方をしてみてください。

私もいまは、「人と同じじゃダメだ」と考えるのではなく、自分の「やりたいこと」は何かを考えるようにしています。

人と自分を比べないで、自分の本当に「やりたいこと」を考えるようにすると、とてもラクになります。みなさんもぜひ、やってみてください。

第3章

仕事の「しなくていいこと」

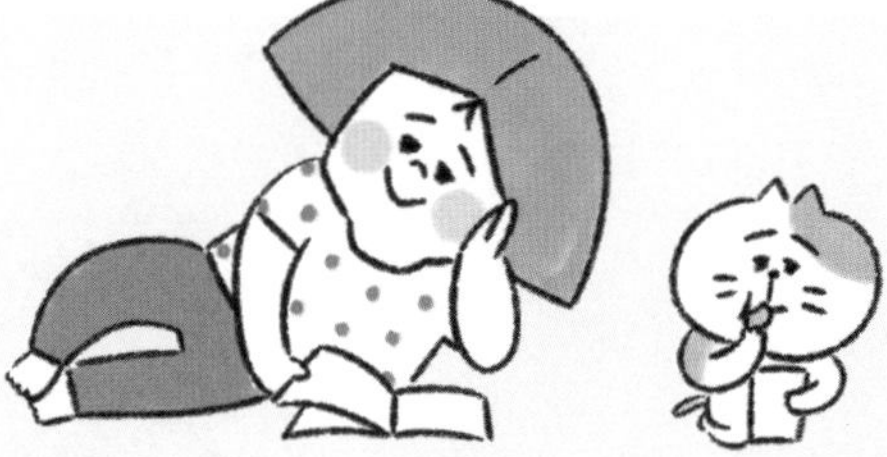

Point

できないことは無理せず手放す

意外と「しなくていいこと」はたくさんある

第3章では、仕事の悩みの解消法を解説していきます。

仕事は基本的には「しなければいけないこと」ですが、じつはそのなかに「しなくていいこと」がけっこうふくまれています。

仕事の悩みには、ミスが多い、片付けができない、スケジュール管理が苦手といった実務的なこともあれば、「仕事をがんばりすぎる」「失敗を引きずってしまう」というような働き方やメンタル面での悩みもあります。

ここでは、それぞれの場面について、「しなくていいこと」の例を挙げていきます。

「仕事」というと会社員をイメージするかもしれませんが、この章の内容は家事をするときや学生が勉強をするときにも当てはまります。家事をがんばりすぎてしまう人、勉強のスケジュール管理が苦手な人も、ぜひ参考にしてください。

「自律スキル」と「ソーシャルスキル」を身につける

仕事で「しなくていいこと」を考えるときのポイントは、自分に「できること」「できないこと」を理解して、できないことは無理せず、手放していくことです。

それが仕事全般に通じる基本姿勢になります。

①　自分にできることを理解して、それを通じて他者に貢献する

②　自分にできないことも理解して、周りの人の協力を得ながら対応する

この2つの基本を心がけると、自分らしく、無理なく働けるようになり、仕事の悩みは減っていきます。

私は、このスタイルを確立するためには2つのスキルが必要だと考えています。

それは、**「自律スキル」**と**「ソーシャルスキル」**です。

自律スキル

自律スキルは、自分で自分をコントロールするスキルです。

自分にできること、できないことを理解して、できることには自信を持って取り組みます。そして、できないことには人の力を借ります。自分ができることを知っていて、自己肯定的だからこそ、苦手なことは苦手だと言える。できないことを人に伝えることを悪びれない。そのようなスキルを身につけると、自分の能力を仕事でしっかりと発揮できるようになります。

自律スキルを高めるには、自分の得意不得意をよく理解しておくといいでしょう。「できないことをできない」と周りに伝えること、それによって「周りから協力を得られた」「疲れにくくなった」などの成功体験を積み重ねていくことで、自己肯定感が高まります。

ソーシャルスキル

ソーシャルスキルは、「社会性」に関するスキルです。

「社会性」と言うと、集団のなかでうまく立ち回ることを想像するかもしれませんが、ここで言う社会性は**「ルールを守れること」**と**「ほかの人に相談できること」**です。なんでも人に合わせるのではなく、自分らしいやり方を貫きながら、集団のルールを守る。ルールを守って活動するなかで、困ったら人に相談する。そのようなスキルを身につけると、人に振り回されて悩むことが減ります。

相談相手を探すことが、とても重要

自分のできること、できないことをしっかりと理解すると、生き方がスムーズになります。

「できないこと」を発見できた場合、もし自分の努力でどうにもならなければ、「苦手だから手伝ってほしい」と周りの人に伝えることが重要です。

周りの人に相談できるようになると、自分の能力を客観的に理解し、適切に発揮できるようになります。自律スキルの習得にも、ソーシャルスキルの習得にも、**「相談」**と**「合意」**が重要な役割を果たすのです。

気軽に相談できる相手を見つけることが、とても重要です。

会社員の場合、上司が相談しやすい人ならいいのですが、そうでない場合には、職場で話しやすい人を探しましょう。職場に適切な人がいないなら、友人や家族など信頼できる人でもいいです。

困ったときや不安になったときは、相談相手に自分の考えを話すようにしてみてください。

そうすることで、ひとつひとつの仕事について、「自分の貢献できること」と「しなくていいこと」をしっかりと理解できるようになります。

このあと、仕事のさまざまな場面について、「しなくていいこと」を考えるヒントを紹介していきます。

CASE
01

うっかりミスが多い

×二度とミスをしないように気をつける

○人の手を借りる

仕事の悩みとしてよく相談されることのひとつに、「ミスが多い」ことがあります。誰にでもミスをすることはありますが、ミスが周りの人に比べて多く、トラブルになることが多いと本人が感じていると、深刻な悩みになっていきます。

打ち合わせで決めたことをしょっちゅう間違えてしまう。金額や納期などを間違えて覚えていたり、忘れてしまったりする。一生懸命にメモをとっても、メモ自体が間違っている。

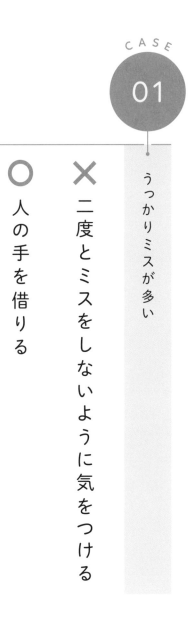

自分でよく気をつけているのに、ミスが出てしまう。このような場合、どのようにすればいいのでしょうか。

ミスが多い場合には、まずは自分なりに工夫して、ミスをできるかぎり減らすのはもちろん大切です。

ただ、細かいことを確認する作業が苦手な人の場合、いろいろと対策をとってみても、ミスがなかなか減らないこともあるでしょう。

ＡＤＨの特性がある人は、目についたものに気をとられやすいところがあります。帳簿の数字を確認するときなどに、途中でほかのことに注意がそれて、どこまでチェックしたのかがわからなくなる、といった場合もあります。

ちょっとしたことに気がつく視野の広さがある一方で、ひとつのことに集中し続けることは苦手なわけです。

そのようなタイプの人が「もう絶対にミスをしない！」といった目標を立てて、工夫しても、どうしてもミスが出てしまい、自信をますます失っていく場合もあります。

ミスをする前提で考える

いくつかの対策を実践してもミスがなくならない場合には、「自分はミスが多いタイプだ」と認識して、目標設定を変えたほうがいいかもしれません。**多少のミスが出るのはしかたがないと考え、目標を「ミスをしないこと」ではなく、「ミスをしてもカバーできるようにすること」にします。**

私自身、よく忘れ物をします。

電車にカバンや傘を忘れてきてしまい、意識してもなかなか改善できませんでした。そこで、「自分は忘れ物をしやすい」と意識して、電車のなかでは持ち物を体から物理的に離れないようにしたのです。

カバンは必ず肩にかけておき、傘は手に持つ。持ち物を網棚や座席に置かない。**「忘れ物をしない」のは難しそうなので、「自分が意識していなくても、持ち物が体から離れない方法」を考えた**わけです。これによって、忘れ物がかなり減りました。

「忘れないように意識しなくても大丈夫」な方法は、仕事の場でも活用できます。

たとえば、打ち合わせでは、自分でメモをとり、その内容をメールなどで相手と共有して、間違いがないか確認してもらうといいでしょう。

話を聞き間違えたり、メモを書き間違えたりしていたら相手が指摘してくれるので、訂正もできます。

また、あらかじめミスが出そうな作業については、自分で工夫したのち、周りの人にも「ミスがないか、ご確認いただけますか」と伝えておく。

ひとりでできることには限界がありますが、人の協力があれば、できることは格段に増えます。ありとあらゆることを駆使して、ミスの多さに対処していきましょう。

いくら周りの力を借りても、それでもミスをすることはあります。

そんなときには自分を責めすぎないで、適度に反省して気持ちを切り替え、**「完璧じゃなくてもいい」「ひとりでやらなくてもいい」**と考えるようにしてください。

自分を追い込まないことが大切です。

CASE 02

片付けられない

✕「きれいに片付けなきゃ…」

○大事なものの位置がわかっていれば大丈夫

片付けが苦手、という悩みもありますね。何をどこに置いているか、本人が位置をわかっているのであれば、周りから注意されたとしてもさほど問題にはならないでしょう。

一方で、何がどこに置いてあるかわからない、重要な書類などをなくしてしまう、といった場合、自分だけの問題ではなく、会社を巻き込んでしまうこともあるため、悩みが深刻になりがちです。

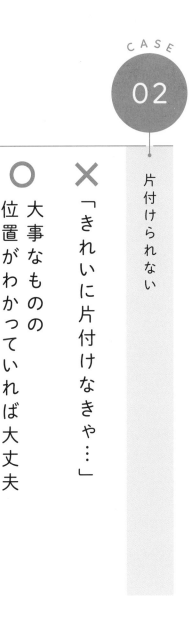

片付けたほうがいいとわかっていても、道具を使うたびに元の場所に戻すこと、不要なものを処分することなど、片付けに必要な作業を苦手とする人がいます。計画的・規則的に行動することが苦手で、そのときどきの流れで行動することを好むからです。

この場合、「ものの置き場所を決めればいい」「毎日少しずつ片付ければいい」「持ち物を減らせばいい」といったアドバイスが役に立たない可能性があります。

最近では「書類はスキャンして電子ファイル化すればいい」「ファイル名で簡単に検索できる」というアドバイスもよく聞きますが、片付けが苦手な人は基本的に、パソコンのなかの整理整頓も苦手で、デスクトップがごちゃごちゃになりやすく、どのデータがどこに入っているかわからなくなる、というケースもあります。

散らかっていても大事なものは管理できていて、生活や仕事に大きな支障がないのであれば、無理して整理する必要はありません。

大事なものの位置を把握できる程度に片付けをしていれば、それでいいでしょう。

深刻な場合は医療的な支援もある

一方、生活や仕事に明らかに支障が出ているのなら、なんらかの対応が必要です。たとえば、家のカギを何度もなくしてしまう場合や、仕事のデータをどこかに置き忘れてしまうような場合には、生活に影響が出ます。

本当は片付けができればいいのですが、片付けがどうやっても苦手な人は、**「ものをなくしやすい」という前提で、「重要なものを預からないようにする」**といった次善策をとっていくのが現実的でしょう。

対処しきれないという場合には、医療機関に相談することを検討しましょう。片付けができないせいで、仕事や日常生活に支障をきたしている場合、医療的な支援を受けることで、問題解決をはかることもできます。

第5章で専門医に相談する方法を解説していますので、そちらも参考にしてみてください。

CASE 03

スケジュール管理が苦手

✕ 計画を守ろうとしすぎて体調を崩す

○ 「予定通りにいかない」前提で、todoの数をできるかぎり絞る

やることが多すぎて、スケジュール管理がうまくできない……。ひとつの作業に時間をかけすぎて、予定通りに進められなくなるといった悩みもあります。

これは会社員の仕事だけでなく、学生の勉強にも当てはまります。

たとえば受験勉強など、複数科目の学習を計画的に進めなければいけない場合、ひとつの教科に時間をかけすぎていては、スケジュールが崩れてしまいます。

「今日は数学と英語と日本史を1時間ずつ勉強する」と計画していたのに、数学の勉

強を始めたらやる気が出すぎて、数学だけで3時間も勉強してしまう。そのせいで、英語と日本史を勉強する時間がなくなり、翌日以降にどんどんスケジュールがズレていく……。

ひとつの作業に没頭してしまったりして、予定通りに進んでいないのに、ずっと同じように計画を立てていると、いつまでたってもスケジュール管理ができるようになりません。

「きちんと計画を立てたい」「スケジュールを守りたい」「でも、作業はその日の流れで柔軟に進めたい」と複数の目標をかかげていると、どうしても達成できない部分が出てきて、ストレスが多くなります。

「計画を立てたい」「寄り道もしたい」というのは、正反対の目標です。両方を達成するのは難しいでしょう。

しかし、発達障害がある人で、自閉スペクトラム（AS）とADHの特性がどちらもある場合は、ASの特性で「ものごとを計画的に進めよう」とする一方で、ADHの特性で「気がついたことに手を出してしまう」というふうに、**「規律性」と「衝動**

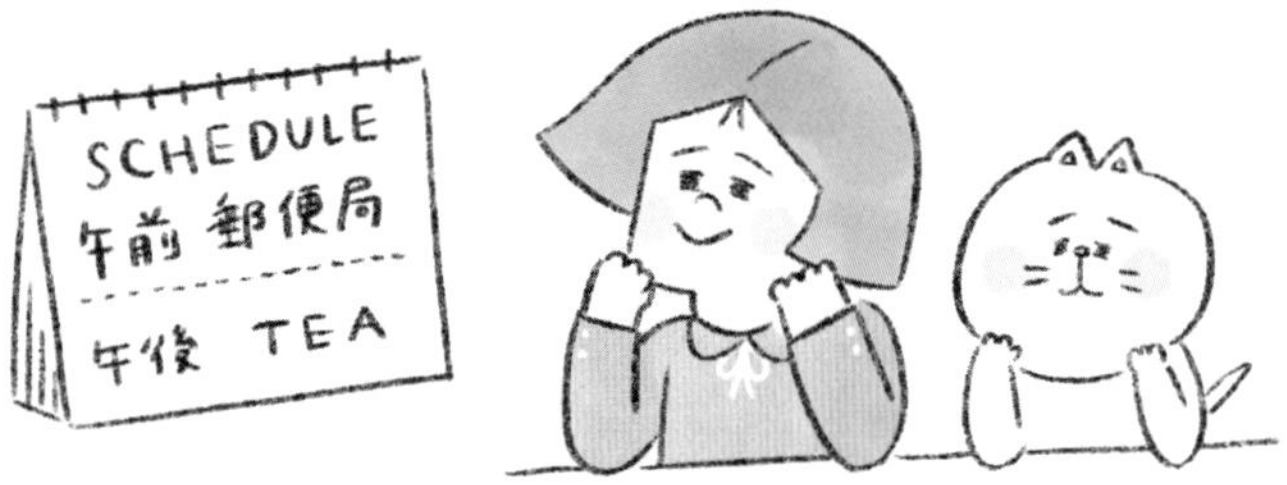

性」がせめぎ合うことがあります。

このような場合は、**あらかじめ「寄り道」を考慮した計画を立てる**ことをおすすめします。

たとえば1日のスケジュールを組むときに、午前に1件・午後に1件くらいの分量で、大まかな予定だけを決めます。

寄り道しながらでもスケジュールを守れるようなら、大成功です。

予定を細かく管理しようとしないで、「大まかな予定でいい」と考える。そのように切り替えてスケジュールを管理すると、うまくいくでしょう。

CASE 04

いつも苦手なことを後回しにしてしまう

×気が乗らなくても「やるべきこと」を優先

○気分を優先して、最後に間に合わせる

スケジュール管理が苦手な人のなかには、ものごとの優先順位をつけることが苦手で、計画をうまく立てられない人もいます。

このタイプの人はやりたいことから順番に進めていって、最後にしかたなく、苦手なことに取りかかるようなスタイルになりがちです。

そのやり方でも時間に余裕があるときはいいのですが、忙しいときには苦手なことにいつまでたっても手をつけることができず、どんどん先送りになってしまうことも

あるでしょう。

このタイプの人の場合、何をするときにも「気分が乗るかどうか」が重要だったりします。気分が乗りやすいから、得意なことから手をつけます。

優先順位をつけるのは大事ですが、このタイプの人が自分の気分よりも優先順位を大事にしすぎると、「やる気」そのものが削がれてしまい、全体のスピードが落ちる可能性があります。

たとえば、1日の最初の仕事として「気分は乗らないけど、優先順位が高いメール対応」を設定した場合に、苦手だからやる気になれず、手を止めて考えごとをしたり、関係のない雑用に手を出したりして、本格的にスタートするのが遅れることがあります。

優先順位を考えずに、やりたいことから手をつけていったほうが仕事のスピードが上がり、結果的に苦手なことも早く終わったりするのです。

お尻を叩いてくれる人を探す

優先順位をつけるのが苦手でも、気分で仕事を進めていって、結果として帳尻が合っているのであれば、それで問題ありません。

誰にでも、気が乗らない仕事はあります。苦手なことになかなか手が伸びなくて、「試験勉強の前に、部屋の片付けをしてしまう」というような、どうでもいい仕事を先にやってしまったという経験はどんな人でも少しはあるでしょう。

なかなかやる気になれない。でも最後には腹をくくって手をつける。そのときに、いざ始めてみたら手が動いてどうにかなるということなら、問題はないのです。

もしも自分のやりたい順番、思い立った順番で進めてみて、最後に残った苦手なものがどうしても片付かなくて困ることが多い場合には、周りに助言者を探します。

スケジュールが遅れてきたときに、「そろそろこの問題に取りかかろうよ」と言ってくれる人を探すのです。助言者は家族でも、親しい同僚でも、上司でもかまいません。重要なことの期日や仕上がりを一緒に考えてくれる人を探しましょう。

CASE

05

忙しくても頼まれごとが断れない

× 断れるようにがんばる

○ 相手に質問する

スケジュール管理が苦手な人のパターンが、もうひとつあります。ものごとの優先順位をつけて、実行していくこともできる。でも、ほかの人がかかわってきたときにスケジュールが崩れてしまうというパターンです。

たとえば、職場で上司から雑用を指示されると仕事の順番が乱れてしまう、といったケースです。

自分の仕事にしっかりと優先順位をつけ、締め切りを計算しながら着実に進めていくことができるのに、雑用を頼まれると断れず、引き受けてしまうのです。その結果、自分の仕事を完了するのが締め切りギリギリになったり、期日を過ぎてしまったりします。

雑用への対応で自分のスケジュールがうまく進まなくなったときに、「対応しきれない自分が悪い」「もっと余裕を持って計画を立てなければ」と自分にさらに負荷をかけるのはやめましょう。

このケースは第1章で紹介した販売職のFさんの事例と似たような状況です。人に合わせすぎているのです。

このタイプの人は、そもそも自分の意見を相手に面と向かって言うことが苦手だったりします。

引き受けないほうがいいとわかっていても、そのことを相手にはっきりと伝えることができず、曖昧な返事をして、結局引き受けてしまったりするのです。

「飲み会に誘われると嫌でも断れない」というのも同様のパターンです。

自分のなかで優先したい用事があっても、誘いを断ったら人間関係が悪くなると考えて、応じてしまう。飲み会を優先順位の上のほうに置いているわけではなく、断りづらいからガマンしているのです。

このような悩みは優先順位の問題ではなく、頼まれごとをしたときの受け答えの悩み、人間関係の悩みとして考えたほうが、対策をとりやすくなるでしょう。

断るのが苦手な人は、本当は「相手に合わせなくてもいい」「断ってもいい」ということがひとつの対策になるのですが、あまり実践的ではないかもしれません。

断るのが苦手な人は、相手に「嫌ならいいよ」「忙しいよね」などと気を使われると、ますます断りづらくなります。**「断ってもいい」とわかっていても、はっきり意見を言えないから悩んでいる**のです。

この場合は「きっぱり断れなくてもいい」「そんな自分も悪くない」と考えて、断るのではなく、「相手に質問すること」をおすすめします。

「AとB、どちらを先にやりましょうか？」

たとえば、上司から雑用を指示されたら「わかりました」と応じてから、自分のやっていた仕事（A）と、上司から頼まれた雑用（B）について、「AとB、どちらを先にやりましょうか？」と質問します。

場合によってはAの進行状況や期日を伝えるのもいいでしょう。質問して、上司に優先順位を決めてもらいます。

すぐに依頼を引き受けるのでも断るのでもなく、まずは詳細を確認する、と考えると、気持ちがラクになるのではないでしょうか。

上司にちょっと質問をしてみたときに、「文句を言うな」「自分で考えろ」などと言って答えてくれない場合には、その上司とは相性が悪そうです。

意見を言うのが苦手な人にとって、軽い質問もできない相手との仕事は、どうしても苦しくなっていきます。その場合には別の人を頼ることや、仕事を変えることなどを検討したほうがいいかもしれません。

COLUMN

仕事のしすぎは必ずしも悪くない

あらゆる仕事に一生懸命で、いつも仕事のことを考えている。生活が仕事を中心として回っている人もいます。そのような人には、2つのパターンがあります。

①仕事を楽しんでいる

ひとつは、仕事中心でほとんど休みのない生活でも、あまり苦にならないパターン。仕事を心のどこかで楽しんでいて、「仕事を遊び心を持ってやっている」タイプです。

自分の仕事のなかに「やりたいこと」があって、「おもしろい」と感じることがある。だから仕事に熱中し、ほかのことより優先してしまう。

このような働き方は、仕事とプライベートとのバランスに悩むことがあっても、基本的にはメンタルヘルスを損なうことはありません。

② 仕事を義務感でやっている

もうひとつは、仕事を義務感でやっているパターン。
あらゆる仕事に一生懸命に取り組みますが、責任感が強すぎて、食事をとるときも食事を楽しむのではなく、「仕事をするために、しっかり栄養を補給しなければ」などと考えます。

このパターンは「やりたいこと」よりも「やるべきこと」が強くなりすぎていて、本当はやりたくなくても「仕事だから」と考えて、無理やりこなしていたりします。

一見、仕事ができているようでも、本人にかかっている負担は大きく、長い目で見るとメンタルヘルスを損なっていく可能性があります。

①と②のちがいは、仕事に対して**「やりたい」「おもしろい」という気持ちがあるかどうか**です。仕事中心の生活になっている人は、1日の終わりに「仕事をおもしろいと思えているかどうか」を自分自身に問いかけてみてください。

仕事に「おもしろい」「楽しい」と思える部分があり、遊び心を持ってのびのびと働けているのなら、おそらく仕事優先の生活になっていても、それほど心配はありません。

自分で仕事を優先したいと思って、そうしているからです。

一方、義務感が強くなっていて、遊び心を感じることがまったくないという場合には、働き方を見直したほうがいいかもしれません。

仕事を優先したいわけではないのに、いろいろな事情でしかたなく、優先している可能性があります。その場合には、メンタルヘルスを損なう前に状況を改善していきましょう。

CASE 06

仕事しすぎて倒れそう…

× ストイックを貫く

○ 明日できることは今日やらない

仕事への義務感が強すぎる人は、「しっかりと成果を出そう」と思うあまり、どんどんストイックになっていくことがあります。

「周りの人の期待に応えたい」と思い、ありとあらゆる仕事を誠実に、全力で進めていく。しかし、気力や体力には限界があって、対応しきれなくなって、失敗したり、仕事を抱えすぎてパニックになったりして、できない自分を責めてしまう。

自分を追いつめすぎると、メンタルヘルスを損なうこともよくあります。

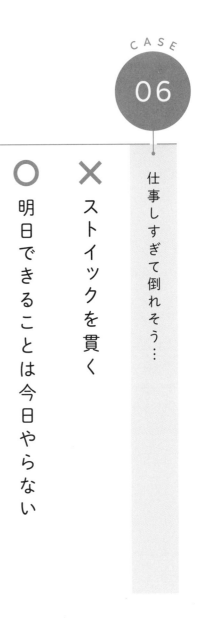

このタイプの人のなかには、どんなに苦しい状況になっても「仕事で結果を出す」という考え方を貫いて、倒れるまで仕事をする人もいます。

それもひとつの生き方ではありますが、誰にでも気力や体力の限界はあります。

健康を維持しながら安定して仕事を進めるためには、ペース配分を考えることも必要です。

「どの部分なら手を抜ける？」

私は、ストイックでいろいろな仕事を抱え込みやすい人には、「どの部分なら、手を抜けますか？」と聞いています。

その人の1日の仕事のなかで、絶対に外せない目標を挙げる。次に、その目標を達成するためにやらなければいけないことを挙げていき、いくつかの作業に優先順位をつけていく。このようなことを本人と一緒に考えます。

すると、「しなくていいこと」がだんだんと見えてきます。

たとえば私の場合、本業の診療や研究のほかに、メディアの取材を受けることもあります。

どの仕事にもうまく対応できればいいのですが、本業が忙しくて、取材には昼休みに対応しなければならない場合もあります。

そのとき、私は同席する人に事情を話して、食事をとりながら打ち合わせをすることがあります。食べながら話すのは、本来であれば失礼なことなのですが、取材に早く対応するために昼休みの時間を使いたいので、そこは双方合意のうえで、勘弁してもらうわけです。

もしも私が診療を完璧にこなし、取材にも完璧に応じるとしたら、時間が足りなくてパニックになってしまうでしょう。

そこで、取材で重要な「打ち合わせ」を優先し、「マナー」という点では多少ルーズになってもやむを得ない、というスタイルをとっているのです。

ただし、相手との関係性によって、調整できる部分は変わります。

誰にでも「食べながら相談しましょう」と頼めるわけではありません。それは営業の商談のような場面でも同じでしょう。しっかりとマナーを守って話し合いをしなければいけない相手もいれば、食事をしながら雑談をするような形で話を進めていける相手もいるのではないでしょうか。

相手との関係性も見ながら、仕事の本質的な部分、手を抜けそうな部分、調整できそうな部分を考えてみてください。

1日の仕事量を減らす

「どこで手を抜けるか」という質問に対して、「手を抜けるところはない」と答える人もいます。「自分の信条として、絶対に手抜きはできない」と言う人もいます。その場合には「しなくていいこと」を探すのが難しくなりますが、別のやり方があります。1日の仕事量を全体的に減らすのです。

たとえば、1日に5個の作業をしていて手抜きができず、いっぱいいっぱいになっているのであれば、その日に絶対しなければいけない作業を2個か3個に絞り込みま

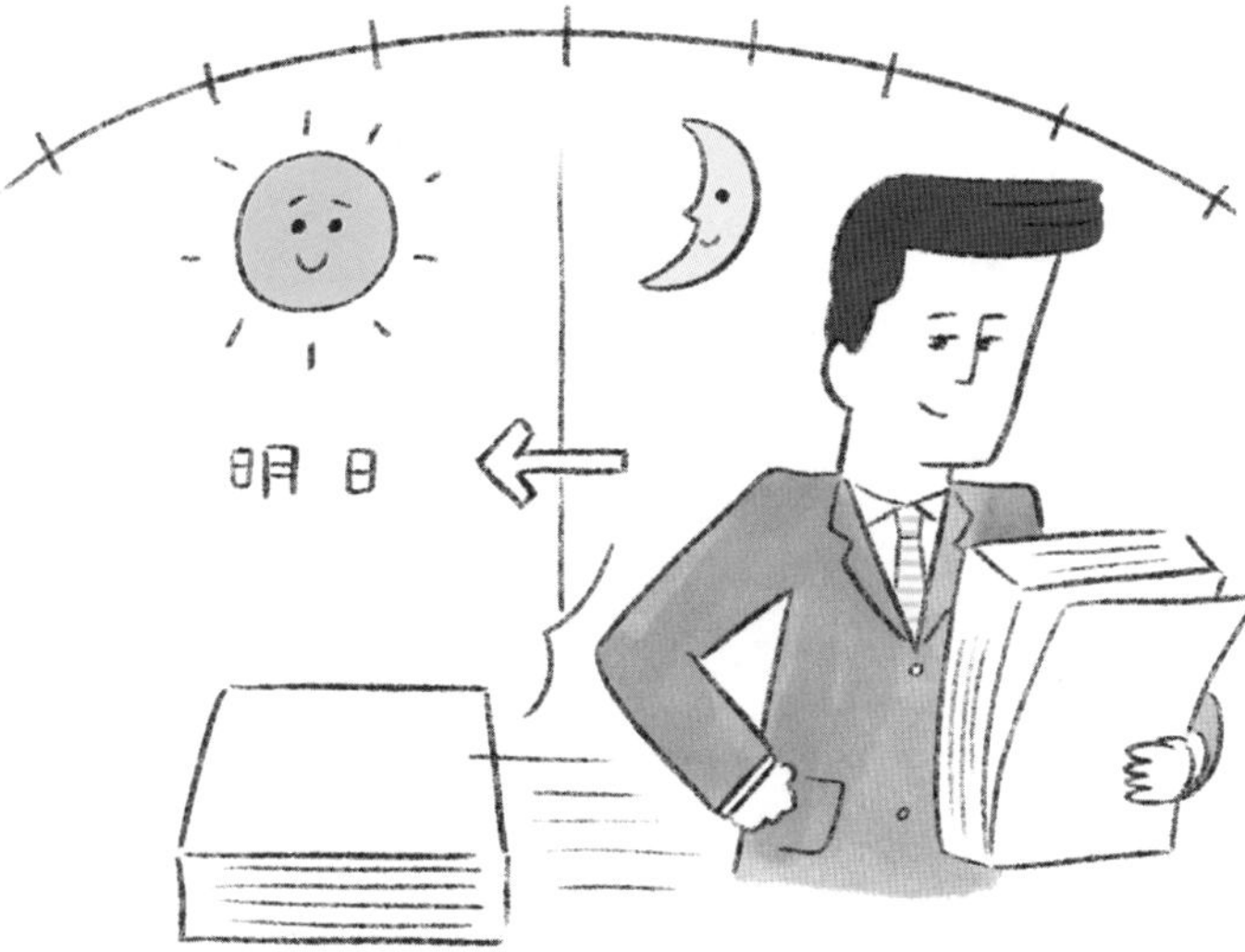

す。残った作業は翌日以降にくり越してもいいでしょう。
「全力で2～3個の仕事をする」か「少し手を抜いて5個の仕事をする」か、自分で選びます。
このように、**ギリギリまで仕事をつめ込まず、余裕をつくる**ことで、仕事の効率も上がります。

何事もやりすぎは禁物。
忙しいときほど少し立ち止まって、手を抜けるポイントを探し、スケジュールを見直しましょう。

CASE 07

失敗を引きずる

×ひとり反省会をする

○ちがうことに気持ちを向ける

「失敗を引きずってしまう」という悩みもあります。

「仕事でミスしてはいけない」と強く思っていると、周りの人に責められているわけではないのに、自分のなかで失敗が帳消しにならず、ずっと引きずってしまうのです。

「気にしないようにしよう」と思っても、なかなか切り替えられません。

このタイプの人は悩むときもストイックになりやすく、失敗にとことん向き合おうとする傾向があります。

「すんだことだからしかたがない」「どうリカバリーするかを考えたほうがいい」ということは理解できる。でも、たびたび失敗を思い出して、「なんであんなことしてしまったんだろう」と自分を何度も責めてしまいます。

一度反省したらおしまいにする

失敗したときは、失敗に向き合うよりも、ちがうことに気持ちを向けるほうが立ち直りは早いのです。

プロスポーツの選手を思い浮かべると、わかりやすいかもしれません。

たとえば、サッカーの試合などでは、「絶対に負けられない一戦」でも、負けてしまうことがあります。負けた直後は、選手たちも悔しがっていますが、案外あとに引きずらずに気持ちを切り替える選手が多いと思います。というか、試合に負けたときでも、早く気持ちを切り替えて、次の試合に集中できる選手が強くなれるのです。

ひとつの失敗をいつまでも気にしないで、一度反省したらおしまいにする。何度もつつかない。失敗を無理に乗り越えなくてもいいと考える。切り替えるために、好きなことをする時間をつくる。そのような行動習慣を身につけることで、失敗から立ち直るまでの時間が短くなっていきます。

好きなことは遊びでも趣味の活動でもかまいません。ちょっとお菓子を食べて気分を変えるというのもいいでしょう。

ただし、お酒を飲んで気晴らしをするのは要注意です。ときどき気分転換で飲酒する程度ならよいのですが、飲酒でしかストレス発散できずに毎日多量に飲むようになると、アルコール依存のリスクが高まります。飲みすぎには気をつけましょう。

気晴らしの方法が見つからない場合は？

ストイックな人のなかには、気晴らしをしたくても没頭できることが見つからないという人もいます。

失敗して落ち込んだときに、そのことを忘れられる瞬間がない。失敗のことにばかり意識が向いてしまう。落ち込みやすく、うつっぽくなる人もいます。

小さい頃から親や学校の先生に苦手なことの克服を強いられ、「過剰訓練」をしてきた人は、そのような考え方になりやすいかもしれません。

ひとりで切り替えることが難しく、家族や友人に相談しても心が軽くならない場合は、精神科や心療内科などの医療機関に相談するのもおすすめです。

気晴らしができない場合、すでに「抑うつ症状」が出ている可能性もあります。「こんな小さな悩みは相談してもしかたない」と思わずに、気軽に医療機関に相談してみましょう。

CASE 08

協調性がない

×周りに合わせることに全力を尽くす

○結果を出せているなら、転職も視野に入れる

仕事はよくできているのに、なぜか同僚に嫌われてしまって職場にいづらくなることがあります。

たとえば営業職で、毎月たくさんの契約を取ってくるけれど、いつも自分の仕事にだけ集中しているタイプ。

同僚がいろいろな雑用をしていても、「我関せず」という態度で、自分の仕事が終わったら、さっさと帰ってしまう。そのことを周囲からそれとなく注意されても、

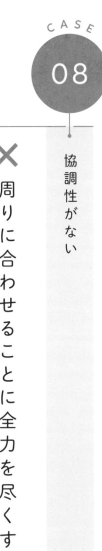

「やることはやっている、帰るのが遅くなるのが嫌だ」と思って、周りに合わせることができない。

職場によっては、結果重視で協調性を気にしない会社もあるかもしれませんが、協調性を重視する会社の場合、成績がどれだけよくても、職場での評価が下がってしまうこともあります。

周りの反応を見て働き方を調整し、バランスをとれる人もいます。仕事でいい成績を上げながら、周りの人にも適度に協力できるような人もいるのです。少し調整ができそうなら、意識して周りに合わせるのもひとつの方法です。

しかし、人の反応を見て行動するのが苦手な人もいるでしょう。

自分の担当として明確に規定されている業務はこなせるけれど、周りの人からそれとなく求められていることを察して融通を利かせることはできない。自閉スペクトラム（AS）の特性がある人にも多いタイプです。

このタイプの場合、協調性を気にしすぎると、力を発揮できずに、仕事がうまくいかなくなる可能性があります。

人の反応を見ることが苦手なので、周囲から期待されている雑用がよくわからない。気を使っても、見当外れのことをしてしまう。そのうえ、もともとできていた自分自身の業務の質も下がる。

こうなると、長所を打ち消してしまい、短所の解決もできていないという状態になります。

職場は本来、仕事をするための場所です。自分の仕事に集中し、いい成果を出して貢献できているのなら、「それでいい」と考えるのもひとつの考え方です。「結果を出していればいい」と思うようにするのです。

そのように割り切ってみて、職場で大きな問題にならないのであれば、そのままやっていきましょう。

もし職場にいづらくなるようなら、転職を考えてもいいのかもしれません。

世の中にはさまざまな会社があります。

「自分の仕事」と「それ以外の仕事」のバランスは会社によってちがいます。

自分の仕事をしっかりやっていれば、それ以外のことは求められないような会社もあります。自分のスタイルに合う職場を探すのも、ひとつの方法です。

「下積みがいらない職場」が合うかも？

私は大学を卒業した直後は、大勢の医師がいる大学病院に勤めていました。若い医師たちは自分の仕事だけでなく、先輩の医師の手伝いなどの仕事をこなしながら、下積みをします。

先輩のなかには社交的な人がいて、仕事と人間関係にうまく対処していましたが、私はそういうことがあまり上手ではないので、大変だなあと思っていました。

その後、縁あって別の職場に移りました。そこは大学病院に比べると医師の数が少なく、同じ診療科の常勤医は上司と私の2人しかいませんでした。

気を使う人間関係が少なくてすみ、基本的に自分の仕事に集中できるようになったので、ずいぶんラクになりました。

先輩がほとんどいないその職場では、あまり下積みをしないで、自分の仕事をどんどん進めることができたのです。

よく「出る杭は打たれる」と言いますが、私の職場にはそもそも杭が2本しかなかったので、いくら出すぎても打たれませんでした。

むしろ伸びれば伸びるほど、周りの人の役に立てるようになりました。上司が理解のある人だったことにも助けられました。

大人数の職場で消耗してしまう人は、私のように少人数の職場に移って、自分の仕事に集中できるようにするといいかもしれません。私は、若い頃にもしも大学病院で働き続けていたら、心労でつらかったかもしれないと思います。

人それぞれに、自分のスタイルに合う職場があります。協調性を意識することが苦手な人は、「下積みのいらない職場」を探してみるのもいいかもしれません。

COLUMN

「置いてきぼり」が生まれても気にしない日本社会

学校の授業は、子どもが学ぶためにあるもの。

本来、授業とは、話を聞いた人が内容を理解できていなければ、意味がありません。

ところが、日本の学校の授業は、子どもが理解しているかどうかよりも、授業を予定通りに進めることに重きが置かれている気がします。

先生がただ授業をしただけで「指導が完了した」ことになって、子どもがわかっていなくても、授業が進んでいってしまうことがあるのです。

一方、海外では、授業を聞いただけでは学習にはなっていないと考えることがあります。たとえば子どもの学力が世界でもトップクラスを誇るフィンランドでは、学生が「自分はこの学年のこの勉強がまだ理解できていない」と感じたら、自主的に留年することもあるそうです。

勉強は本来、自分のペースで進めていくべきではないかと私は思っています。

なぜ日本の授業は、それぞれの子どもの理解度に関係なく、一律に進んでしまうのでしょうか？

私は、仏教の影響を受けた日本の文化にも一因があるのではと考えています。日本には仏教が根づいており、お経は内容がわからなくても、聞くだけで意味があるとされています。

葬式などでお経が読まれても、参列者の多くはその意味を理解しておらず、何を言っているか、聞き取れないことがほとんどでしょう。

お経は日常的な言葉ではなく、特別な言葉で唱えられており、意味はわからなくても、みんな黙ってお経を聞きます。お経を聞くこと自体が「ありがたいこと」だと認識しているからです。

このように、日本では「理解できていなくても聞いていればよし」とするところがあるのです。

一方、キリスト教文化では、神父や牧師が聞き手にわかるように、日常的な言葉で説教をします。

教会に集まった人たちは神父や牧師の話をその場で理解して、自分で考えます。

自分の耳で聞いて理解し、自分で考える習慣がついている人は、学校の授業や学校を出てからの会社の会議でも、話の内容を十分に理解し、自分の考えを述べて議論しようとするのかもしれません。

仏教やキリスト教の教義の内容がよい・悪いという話ではありません。

そもそも聞き手がわかるように話されているのか、ということです。

お経のように「わからなくても聞いているだけでいい」と思って会議などに出席していると、受け身で消極的になり、自信がなかなか持てません。

会議の内容が頭に入ってこないのは自分の問題ではなく、話し手の問題かもしれない。わからないことを自分の責任と考えすぎるのではなく、自分にもわかるように説明してほしい、と相手に相談することも考えてみましょう。

CASE 09

怒られすぎてつらい

× ただ耐え続ける

○ 転職も考える

仕事を一生懸命やってもうまくできなくて、いつも怒られているという人もいます。何度も叱責されて、気持ちが落ち込んでしまう場合、次の3つのパターンが考えられます。

① 自分の仕事ぶりが不甲斐ない

ひとつめは、本人が仕事をうまくできていないと自覚しているパターン。

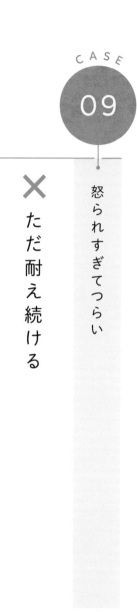

指示された通りに作業ができなくて、自分で自分を不甲斐ないと思っている。上司に叱責されるのもしかたがないと納得している。そんな自分をどう変えればいいのか悩んでいるというタイプです。

② 上司が厳しすぎてつらい

自分では仕事をそれなりにできていると思っているけれど、上司にそれを認めてもらえないというパターン。「そこまで怒らなくてもいいじゃないか」と感じるくらいに叱責され、上司に対して不満を抱きます。

③ 会社の要求水準が高すぎる

上司ひとりではなく、会社全体が高いレベルを要求している場合もあります。多少仕事ができても簡単には評価されないという社風のケースです。「怒られるのが当たり前」という価値観のなかで働くことになり、プレッシャーに苦しみます。

この3つのパターンにはそれぞれの事情がありますが、どのパターンでもただ耐え続けていると「仕事というのは厳しいもの」「どこで働いても苦しいのは同じ」と思うようになり、「自分は社会に適応できない」と思い込んでしまう場合があります。

そのような状態にならないように、怒られる理由が何かを考えていきましょう。

自分が納得できるかがキーポイント

①の「自分の仕事ぶりが不甲斐ない」と感じる場合は、本人の資質と仕事の内容が合っておらず、自分のやりたいことや得意なことを、仕事に生かせていない可能性があります。
その場合は、これまでに紹介したような方法で「しなくていいこと」をやめてみましょう。そうすることで自分の能力を発揮できるようになるかもしれません。怒られる理由を分析し、納得したうえで、そこから「しなくていいこと」を考えていくようにします。

その仕事に資質的に向いていない場合もあります。その場合は転職を検討するほうがよいでしょう。

②の「上司が厳しすぎてつらい」という場合、仕事との相性はよくて、たまたま上司との相性がよくないだけかもしれません。

その場合、異動や転勤などのタイミングを待ったほうがいいでしょう。

異動願いを出したり、上司とやりとりする機会を減らしたりしながら、様子を見ましょう。

③の「会社の要求水準が高すぎる」場合は社風の問題なので、待っても状況は変わらないでしょう。「怒られるのが当たり前」という環境では、怒られる理由を考えても意味がありません。理不尽に怒られるけれど、それに見合った報酬を得られるというケースもあります。上司との相性が悪くても、それ相応の報酬を得られればガマンできるという人もいるでしょう。

ただし、状況は変わることはないので、転職を検討するのもひとつの手です。

怒られることをどう受けとめるのかは、自分次第です。

自分にとって、いまやっている仕事の内容、上司や同僚との関係、社風、報酬がトータルで納得できるものかどうか、考えてみましょう。

どの部分にも納得できないという場合には、そのような働き方はきっぱりと拒否したほうがいいかもしれません。

「会社にしがみつかなくてもいい」と考えて、自分が納得できる仕事や職場を探しましょう。

働いていて、「自分に合っていない」と感じるときにできること

1 仕事の内容

➔「しなくていいこと」をやめる

2 上司や同僚との人間関係

➔異動できるタイミングを待つ

3 社風

➔報酬も見合っていないと感じるなら転職もアリ

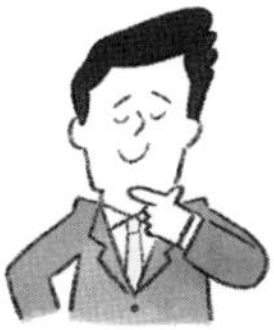

CASE 10

会社を辞めたいけど辞められない

✕「辞めるのはよくないから、辞めない」

○「会社や仕事を好きかどうか」で決める

ものすごくハードな会社やブラック企業に入ってしまって、尋常ではない量の仕事を指示されたり、パワハラを受けたりして心身ともに疲弊していくケースがあります。

「この会社はどう考えても自分に合っていない」と感じた時点で退職を決断できればいいのですが、いろいろな事情でなかなか辞められない場合もあるでしょう。

経済的な理由で退職するわけにはいかないという人もいれば、「一度始めたことなんだから、投げ出さずに続けたい」と考える人もいるのではないでしょうか。「先輩だってこの壁を乗り越えて働いているんだから、自分にもできるはず」と感じることもあるかもしれません。「会社を辞めたいけど辞められない」という悩みです。

人間関係に大きな問題がなく、仕事量だけがネックな場合、「仕事は大変だけど、大変だからこそ鍛えられて、成長もできている」と感じられる場合もあるでしょう。自分自身で「この仕事をやりたい」と思っているのなら、「辞めたい」と思うことがあってもそのまま働き続けてもいいかもしれません。

一方、仕事がつらくて心から「やりたい」とは思えなくなっているものの、「辞めるのはよくない」と思い込んでいる場合は、**「いざとなったら辞める選択肢もある」**と考えておいてもいいでしょう。

「途中で投げ出すのはよくない」「ほかの人は辞めていない」といった理由で、「キツいけど、辞められない」と考えている場合は要注意です。

やりたくないことを無理にこなしている状態になっているので、そのままでは心身の調子を崩す可能性があります。

苦しいときほど、「やり直しをためらわない」

会社を辞めようか悩んでいる人は、**会社のことを好きかどうか、仕事のことを好きかどうか**、考えてみましょう。

苦しいことがあっても、楽しいと感じることもあって、自分と会社や仕事は相性がいいと思えるのなら、そのまま続けてもいいのではないでしょうか。

反対に、楽しいと感じる瞬間がなくなっているようであれば、もう潮時かもしれません。会社や仕事と自分の相性がいい場合には、時間が経てば経つほど慣れていって、愛着がわいてくるものです。

会社にいればいるほどしんどさが募ってくるようであれば、相性が悪いということになります。その場合には思いきって退職し、やり直しを考えてもいいのではないでしょうか。経済的な理由で決断しにくいという人もいるかもしれませんが、そのまま無理をして倒れてしまうよりはましだと思います。

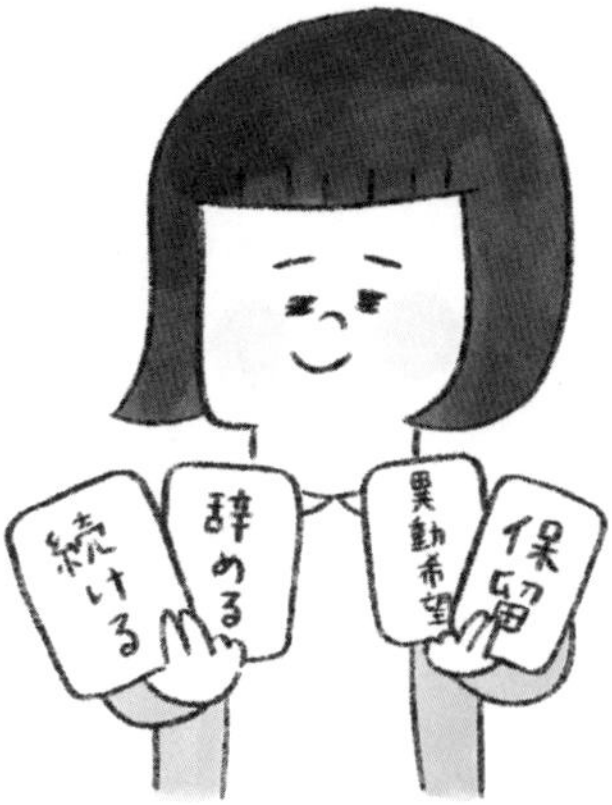

苦しいときには「やり直しをためらわない」ということが大切です。**「会社にしがみつかなくていい」「逃げてもいい」「投げ出してもいい」**。そんなふうに考えてみてください。

弱音を吐いてもいい

子どもの頃に大人から「一度始めたことは、最後までがんばりましょう」「途中で弱音を吐かないように」などと言い聞かされて育ってきた人は、会社を辞めることに罪悪感を抱いてしまうかもしれません。

しかし、私は「弱音を吐いてもいい」

と思います。道から少しはみ出したくらい、どうということはありません。またやり直せばいいのです。

仕事で悩みを抱えて「しなくていいこと」を考え、実践してみたときに、それだけでは働きづらさが解消されなかった場合には、**「この仕事にこだわらなくてもいい」「この会社で働き続けなくてもいい」**と考えてみてもいいと思います。

そんなふうに考えて心に余裕を持ち、やり直しをためらわずに進んでいきましょう。

第4章

日常生活の「しなくていいこと」

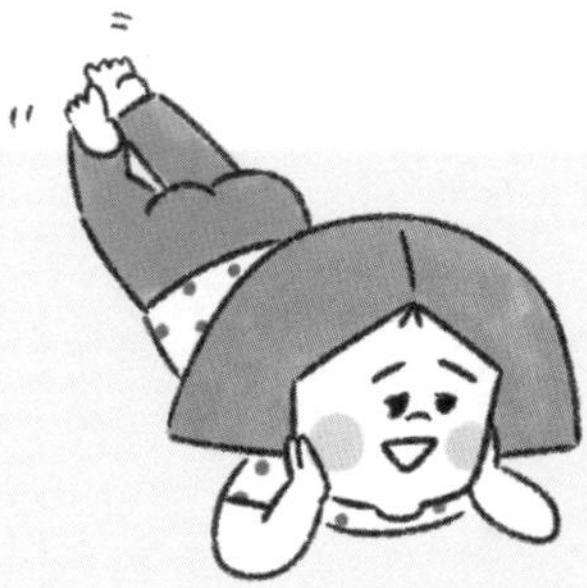

Point

オン・オフを切り替えよう

プライベートは多少乱れていても大丈夫

第4章のテーマは日常生活です。

この本ではこれまでに、対人関係と仕事を取り上げてきましたが、対人関係や仕事には相手がいるので、人に合わせなければいけないこともあります。

それに対して**プライベートは基本的には自分の場所であり、自分の時間**です。

プライベートでは、「やらないこと」をもっと大胆に決めることができます。

私は、プライベートは基本的に乱れていてもかまわないと思っています。

人が訪ねてこない場所はプライベート空間であり、そこでは基本的に生活が乱れていても問題はありません。

プライベートは、自分を「オフ」にする時間です。

外に出て対人関係や仕事のために「オン」にする時間とは、しっかり意識を切り替えましょう。

職場では身だしなみをきっちりしている人が、家に帰るとだらしない格好をして、散らかった部屋で過ごしているという話がよくありますが、私はそれでいいと考えています。

そうやってオン・オフの切り替えをすることで、しっかりと働きながら、プライベートでは適度に息抜きをして、バランスがとれるからです。

プライベートにも時間やお金、体調など、いろいろと管理しなければいけないこともありますが、それぞれに「しなくていいこと」がふくまれています。

オフのときも気が休まらない人は、ぜひこの章を参考にしてみてください。

「やりたいこと」と「やるべきこと」のバランスをとる

いま、世の中では「ワーク・ライフ・バランス」、つまり「仕事とプライベートな生活のバランス」を考えることが常識になっています。

これは当然、大切なことですが、「ワーク」と「ライフ」のバランスをとるのが上手な人もいれば、苦手な人もいます。

私は生活のバランスを考えるときに、次ページのような図をよく使っています。

これは、1日の生活を「睡眠」「身の回りのこと」「やりたいこと」「やるべきこと」の4つに分けて、その割合を図式化したものです。

左端が、「やりたいこと」を自由にできる日。休日のイメージです。そして右端は「やるべきこと」が多くて「やりたいこと」をするための時間が少ない日。仕事が忙しい日のイメージになります。

私たちは、この図の左端から右端までの割合を、行ったり来たりしながら生活して

一般の人の時間配分

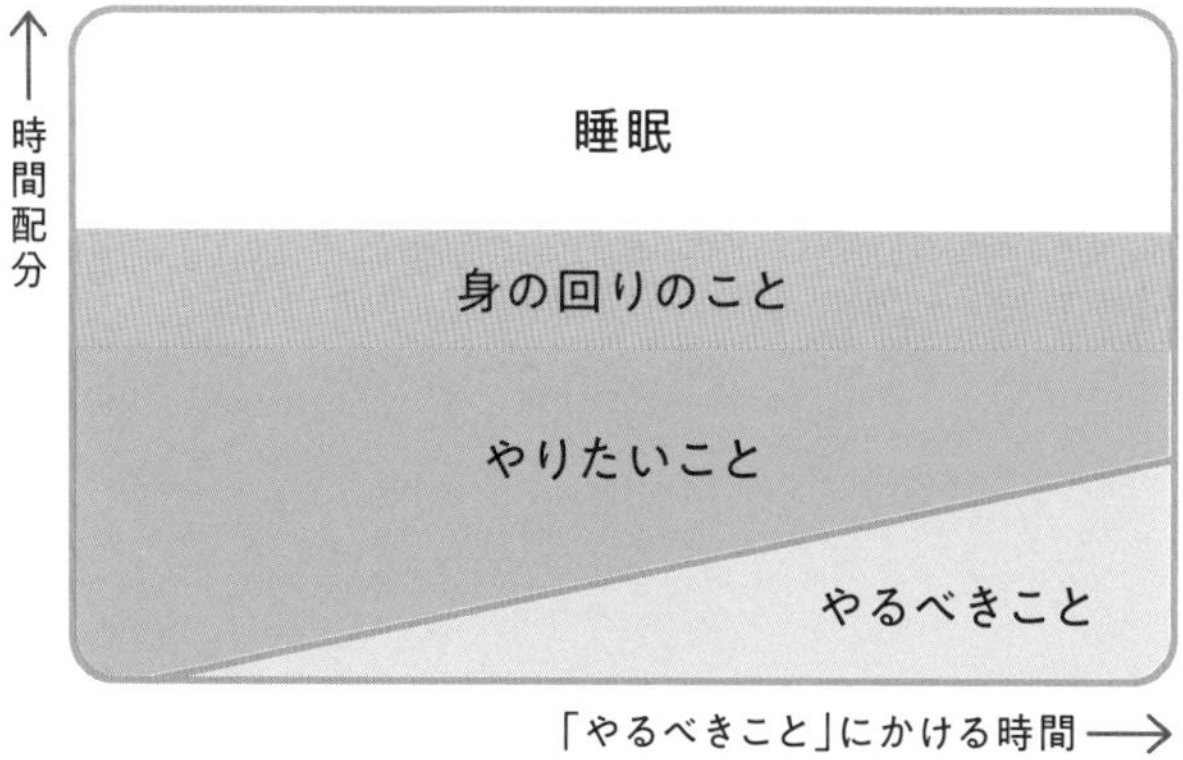

出典：拙著『発達障害 生きづらさを抱える少数派の「種族」たち』（SBクリエイティブ）

います。

右端のような日が続くとストレスがたまってしまうので、仕事量を減らして時間を捻出し、左のほうに移動して、やりたいことをやってストレスを解消するわけです。

仕事量に応じて生活を調整しながら、忙しい日ばかりが続かないように注意して、バランスをとります。

このような形で「ワーク・ライフ・バランス」がとれていれば、オンとオフの切り替えは十分にできていて、とくに心配はないでしょう。

「ワーク・ライフ・バランス」をとるのが苦手な場合は？

一方、発達の特性があって、「ワーク・ライフ・バランス」をとるのが苦手な人の場合、次ページの図のように、右端に進むにつれて、仕事などの「やるべきこと」が増えているのに、「やりたいこと」を減らせないことがあります。

「やりたいこと」を多少減らすことはできても、あまり多くは減らせない。「これ以上は減らせない」というラインがあるわけです。次ページの図の「やりたいこと」の中央部分の縦の点線がその限界ラインです。

一般の人は、「やるべきこと」が増えてくると、「やりたいこと」をうまく減らしますが、調整が苦手な人の場合、「やるべきこと」が増えてくると、増えた部分がストレスになります。そのストレスを発散するために、「やりたいこと」をやる時間のさらなる上積みが必要になるのです。やるべきことが増えれば増えるほど、睡眠時間を削ったり、身の回りのことを後回しにしたりして、やりたいことをやってしまいます。

発達の特性がある人の時間配分

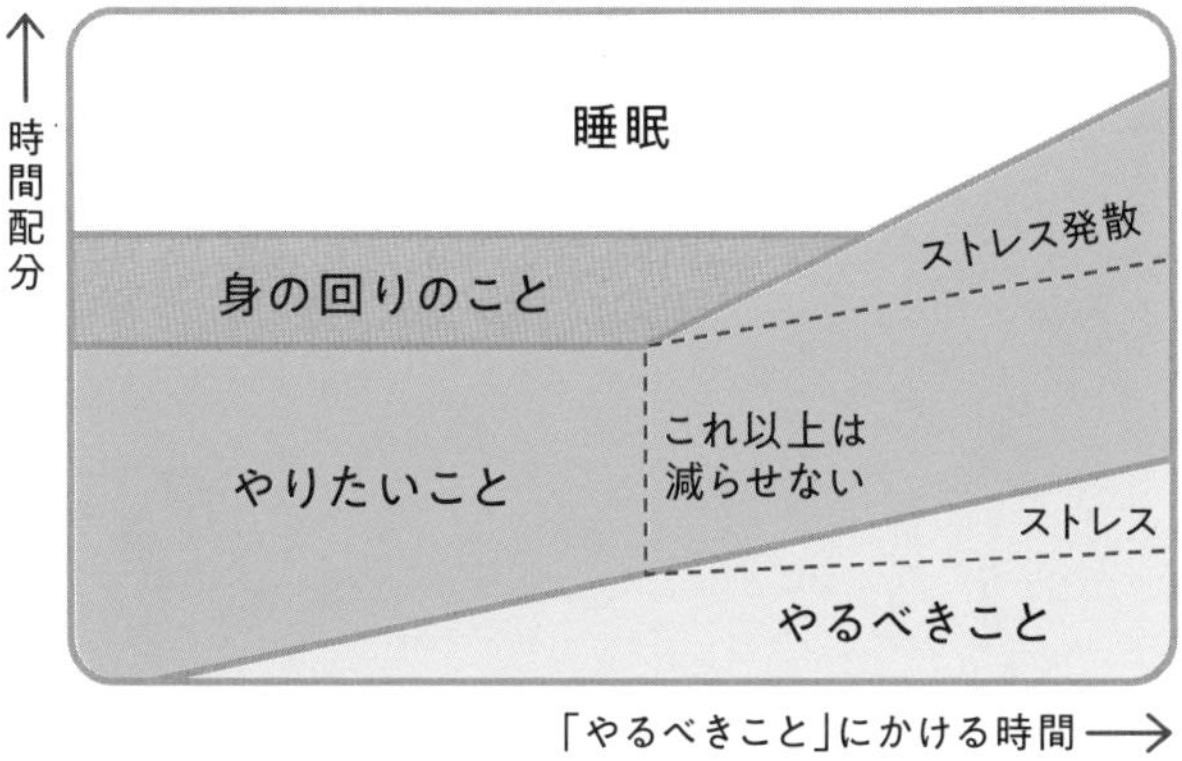

出典：拙著『発達障害 生きづらさを抱える少数派の「種族」たち』（SBクリエイティブ）

結果として、図の右端のようなバランスになるのです。

「ワーク・ライフ・バランス」をとるのが苦手な場合、仕事が忙しくなってきたときに、残された時間で趣味を楽しむか、睡眠をとるか、身の回りのことをするか、時間の使い方に悩んでしまうことがあります。

睡眠時間を確保するためには、趣味をあきらめなければいけない。でもあきらめたくない。

「ワーク」が増えた結果、「ライフ」が乱れてしまって、バランスをとれなくなることがあるのです。

「ファン・デューティ・バランス」がおすすめ

私は、「やりたいこと」を減らせない人には**「ファン・デューティ・バランス」**という考え方をおすすめしています。

「ファン」は楽しいこと、やりたいこと。「デューティ」は義務、やるべきことです。仕事と生活のバランスではなく、「やりたいこと」と「やるべきこと」のバランスをとるという考え方です。

「やりたいこと」をやる時間を最大限に優先し、睡眠・身の回りのこと・やるべきことが増えすぎないように気をつけるのです。

なぜ「ワーク」と「ライフ」ではなく、「ファン」と「デューティ」かと言うと、その人にとって仕事が「やりたいこと」であれば、仕事をする時間が「ファン」になるからです。

「やりたいこと」を減らせない人は、義務感でやっていることがあまりにも多くなりすぎると、メンタルヘルスを損なう可能性が高くなります。その場合は「ファン・

デューティ・バランス」の考え方を生活に取り入れるのがよいでしょう。

「やりたいこと」を最優先にする

バランスをとるのが上手な人は、「やるべきこと」を先にやり、身の回りのこともきちんとすませて、残った時間を「余暇」として好きなことに使います。

余暇の時間が少ない日があっても、別の日とトータルで考えて調整することができるので問題ないわけです。

でも、「やるべきこと」のストレスが強くて、毎日息抜きをしないとやっていけない人もいます。

たとえば対人関係が苦手な人の場合、職場で大勢のなかで働くことにいつもストレスを感じていて、１日働くと人一倍疲れてしまうということもあります。そういう人にとって、プライベートな時間にやりたいことをして、翌日の仕事に向けて活力をたくわえることは、欠かせないことなのです。その場合には、「やりたいこと」を何よりも優先することが大切です。

まずは「やりたいこと」をやる。「やるべきこと」を増やしすぎて「やりたいこと」を削ることは、極力避ける。「睡眠」の時間もなるべく確保する。「身の回りのこと」は、やっておくに越したことはありませんが、毎日すべてをきちんとやらなくてもなんとかなります。

身の回りのことを多少おろそかにしてもいいので、心の健康、体の健康を優先しましょう。

できないことは「できない」と言っていい

ちなみに私も、「ファン・デューティ・バランス」で生活を考えています。

基本的に仕事は好きなほうなので、長時間仕事をしても「やりたいこと」と感じることが多いですが、なかには「やるべきこと」として負担を感じる仕事もあります。

また、仕事以外にも「やりたいこと」はあり、その「やりたいこと」をこれ以上は減らせないというラインがあります。

たとえば音楽を聴くこと、映画、海外ドラマ、スポーツ、お笑いなどの動画を見ることに、毎日2〜3時間は絶対に必要です。そうすることでストレスを発散して、エネルギーをたくわえているのです。

私は自分がそうやって、かろうじてバランスをとっていることを自覚しているので、書籍や雑誌の原稿を依頼されたときには、「締め切りを守れない可能性もあります」と伝えています。どんなに締め切りが迫っていても、書けないときは書けないからです。

私は「やるべきこと」が増えたときに、「やりたいこと」を削って対応していくことができません。そのため、仕事の関係者のみなさんには申し訳ないのですが、できる範囲でしか対応できないと伝えています。

言いわけのようで恐縮ですが、読者のみなさんにも「できないことはできないと言っていい」という考え方を知っておいてほしいと思います。

CASE 01

生活リズムが崩れている

×趣味を「引退」して睡眠時間を確保

○仕事に差し支えがなければいまのままでOK

プライベートな部分の悩みとしてよく相談されるのが、「生活リズムが崩れてしまう」という問題です。

仕事はそれなりにできていて、とくに問題はない。でも仕事を終えて家に帰ると、次の日も仕事があるのに夜中までゲームをやってしまって、翌朝なかなか起きられない。そんな日々が続いて生活リズムが崩れてしまうといった悩みです。

生活リズムが安定しない場合に、「毎日睡眠不足だ。スマホを見るのをやめよう」と生活スタイルを大きく変えようとすると、日中のイライラを解消する術がなくなり、別の問題が発生する可能性があります。

趣味に時間を使いすぎて寝不足になりやすい人が、生活リズムを整えるために趣味の活動をやめてしまうと、生活リズムは安定するかもしれませんが、趣味の時間がなくなったことで気晴らしをしにくくなります。意識を「オフ」にする時間がなくなってしまうのです。そうなると、「オン」のときに抱えたストレスを解消できなくなって、結果として、仕事に支障が出る可能性があります。仕事のストレスが解消されないと、寝ようとしてもあれこれと悩んでしまって、結局、寝不足になるということもあります。

とくに自閉スペクトラム（AS）の人の場合、日頃からストレスを感じやすいため、ストレス解消のために好きなことに熱中する時間が必要です。

趣味の時間、好きなことに没頭できる時間は、大切です。

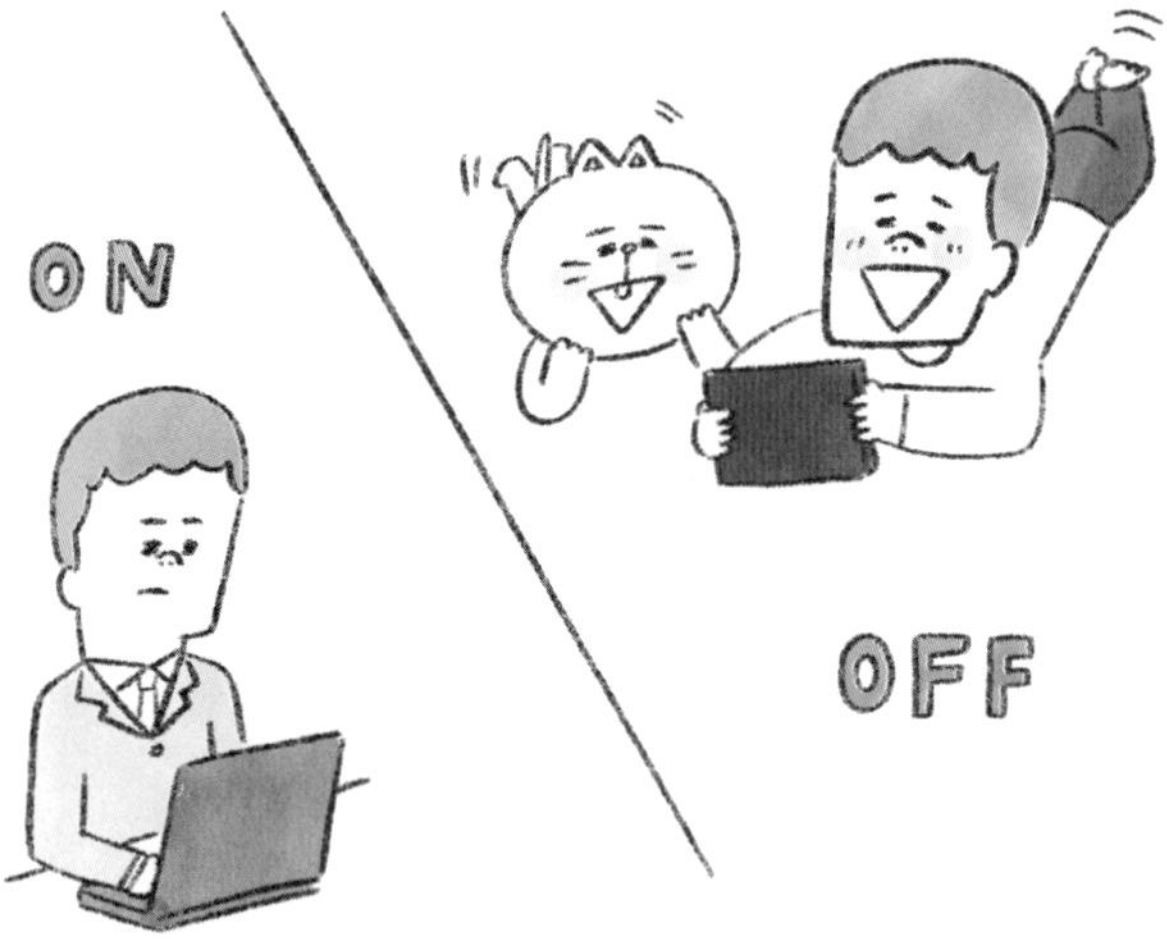

もし寝不足を解消したいのなら、「やりたいこと」を削るのではなく、「やるべきこと」のなかから、「やらなくていいこと」を見つけて、その時間を削って睡眠時間を確保することを考えてみてください。

夜中まで起きていてもいい

私は、生活リズムが崩れて悩んでいる人に「仕事に差し支えはありますか?」と聞くようにしています。

「オフ」が乱れていることが、「オン」の生活にどのくらい影響しているのかを確認するわけです。

たとえば「寝不足で頻繁に遅刻をしてしまう」といった場合、会社での本人の評価にも影響するので、生活リズムを整える必要があるでしょう。

一方で、日中居眠りをしそうになるけれども、仕事が問題なく進んでいるのなら気にしなくていいでしょう。

「生活リズムが多少崩れていても、仕事ができていればいい」と考えてみてください。それは、オフとオンの切り替えができている状態です。

じつは私自身、そういうスタイルで生活しています。

仕事から帰ったら、基本的に好きなことをしています。夜中まで好きな音楽やお笑いの動画を見ていることもありますが、翌朝4時に起きて出勤します。

そんなスタイルなので睡眠時間は短いですが、仕事に大きな支障はありません。私にとっては、それが一番ラクな生活スタイルです。

気分よく過ごせていて、体力的な問題もなく、仕事にも支障がなければ、それでいいのではないでしょうか。

CASE 02

金銭管理が難しい

×ムダづかいをやめる
○「借金をしない」を基準にして、自分なりの管理をする

ついお金を使いすぎてしまう、という悩みのある方もいます。

給料のほとんどを趣味に使ってしまい、貯金ができない。日頃からほしいものがいろいろとあって、お金が入るとすぐに使ってしまう。月末にお金がなくなってしまい、食費を切りつめる……。

お金の管理の問題は、生活リズムの管理と似ています。

先ほど、生活リズムが管理できないからといって趣味の活動をやめると、別の問題

が出ることもあるという話をしました。金銭管理の場合も同様です。

金銭管理が苦手だからとほしいものを買わなくなると、気晴らしができなくなって、ストレスを抱え込んでしまうこともあるでしょう。

「ネットを見ると、ほしくなってしまうから」と、趣味に関する情報をシャットダウンしてムダづかいを減らすという方法もありますが、それも同じです。

たしかにムダづかいは減るかもしれませんが、同時に、大事な気晴らしの時間も減ってしまいます。そのような対処法では、金銭管理には成功しても、ストレスの管理には失敗するかもしれません。

金銭管理も生活リズムの管理と同じように、**「大きな問題が起きているかどうか」**を考えて対処しましょう。

金銭管理が苦手なことで、仕事に差し支えがあるかどうか、プライベートな生活に大きな問題が起きているかどうか、考えてみてください。

たとえば、給料を一気に使ってしまうことで、食費や交通費も足りなくなってしまい、借金をしなければ生活が成り立たないということであれば、それはたしかに問題です。お金の使い方を見直さなければいけないでしょう。

一方、給料の大半を趣味に使っていても、最低限の生活費は残していて、生活が破綻しない程度には管理できているなら、それはそれでいいのではないでしょうか。

給料の範囲内なら、衝動買いもＯＫ

衝動買いをすることもあるけれど、給料の範囲内で購入している。生活費は残している。借金はしていない。仕事にも影響はない。それなら、お金の使い方に多少の波があるとしても、オン・オフともに問題なくやっていくこともできます。

「借金をしない」ということが、自分で金銭管理をするときの目安になります。

金銭管理が苦手な人のなかには衝動を抑えることが難しくて、借金してでも買い物をしようとする人がいます。

クレジットカードを限度額いっぱいまで使い、それでも満足できず、ローンを組んで買い物を続ける。そうして借金をすることが習慣になってしまうと、問題は深刻に

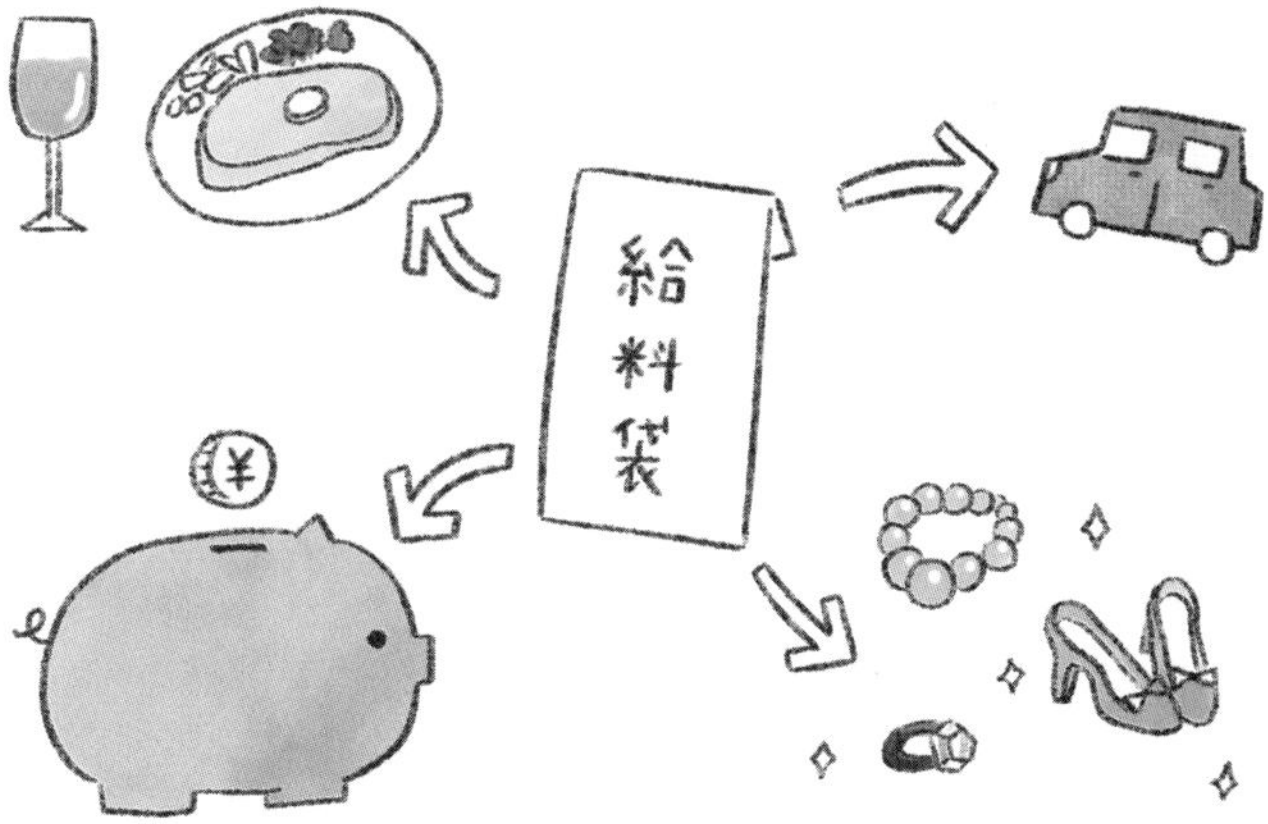

なっていきます。

もし、自分ひとりでは金銭管理がうまくいかず、借金をしてしまうという場合は、家族や友人、医療機関などに相談してください。

そのような心配がなければ、あまり気にせず、**「借金しなければ問題なし」**と自分なりの管理でやっていくのもひとつの手です。

CASE 03

どんな服装がいいかよくわからない

×人の意見を気にしすぎる

○基本的に清潔であればＯＫ

服装や髪型など、おしゃれにうまく気を配れず、浮いているのではないか、という悩みもあります。

周りの人のように、ファッションを楽しもうという気持ちになれないし、毎日似たような服でもいいと思っている。しかし、自分では気に入っている服装を、同僚から「仕事にふさわしくない格好では?」と言われることもある。「ちょうどいい身だしなみがよくわからない」ことが悩みになります。

身だしなみをある程度整えることは大切ですが、制服やスーツなど、とくに決まりがなければ、周りの人と同じ格好をしなくてもいいでしょう。

自分のやり方を大切にしながら、どの部分を整えれば身だしなみがほどほどにまとまるのか、考えていきましょう。


身だしなみに対する興味の持ち方には、個人差があります。私自身は、身だしなみをあまり気にしないタイプです。

「毎日同じような服を着ていてもいいじゃないか」と思っていて、ブランドなどにもこだわりがなく、いつも全身を安価な服装で固めています。仕事でもプライベートでも周りからとくに何か言われることもありません。

私は、髪にパーマをかけている人と、髪の毛がボサボサな人の区別がつきません。髪型だけでなく、服装の細かなちがいもよくわかりません。雑誌などで、「この場面で履く靴はこれが正しい」などと書かれているのを読んでも、「そんなことは別に重要でない」と思ってしまいます。でも、自分はそれでいいと思っています。

おしゃれに興味がある人は興味のある人どうしでコミュニティをつくり、そのなかでおたがいの工夫を楽しむ。興味がない人は、興味のない人どうしでコミュニティをつくり、おしゃれかどうかを気にしないで、のびのびとやっていく。

どちらがいい・悪いではなく、それぞれのスタイルがあるということです。

「清潔にすること」「職場ルール」は守る

ただ、「それぞれの世界で気分よく過ごす」ために気を配るべきルールもあります。

それは、「清潔にすること」と「職場のルールを考慮すること」です。

たとえば、髪の毛を何日も洗っていない、爪が伸びすぎている、衣類を洗濯していないなどの状態は、自分がよくても、人に不快感を与えてしまうこともあるでしょう。

身だしなみは基本的に**「清潔にしていれば、おしゃれでなくてもいい」**のです。

また、自分のいる環境が、どのようなところなのかを考慮することも大切です。

たとえば、食品を取り扱う職場にいるのなら、身だしなみを清潔に保つための注意点が一般的な職場よりも多くなるでしょう。その場合には職場のルールを確認し、対応していく必要があります。また、アパレル企業のように、おしゃれにすることを大切にしている職場であれば、「毎日同じような服装」では「ふさわしくない」と言われるかもしれません。

　自分のいる環境にどのような基準があるのかを具体的に確認し、自分のやり方でその基準を守っていけるかどうかを考えていきましょう。

CASE 04

体調不良になりやすい

×「仕事第一、体調は二の次」

○疲れる前に休む

仕事は自分に合っていて、やっていて楽しい。「やりたいこと」だと感じる。会社も自分に合っている。プライベートな時間に休むようにもしている。それでも体力がついていかず、体調不良になりやすいという人もいます。

仕事にやりがいを感じていて、ついがんばりすぎてしまう、その結果、風邪をひきやすく、いつも頭痛がする。休日はただ休んでいるだけであっという間に過ぎてしまい、休み明けに仕事が始まると、また体調が悪くなってしまう。慢性的に体調がすぐれない、という人も少なくないのではないでしょうか。

世の中には、自分から「休みたい」と言えない人がいます。「やりたい仕事に就けたんだから、体のことは二の次」「体調を崩すことがあっても、仕事をやり抜かなければ」などと考えてしまうのです。

しかし、**体調不良になりやすいということは、現時点の働き方が自分の体に合っていないということ**です。そのまま無理を続けていては、いつかつぶれてしまうかもしれません。そこまでがんばらなくてもいいはずです。

体力は人それぞれちがいます。1日8時間働くと疲れてしまう人もいれば、もっと長く働いても元気いっぱいという人もいます。

体力的に厳しいと感じているのなら、「この仕事はこういうものだから」「ほかの人もがんばっているんだから」などと考えて無理をするのはやめましょう。

ひとりひとりにその人に合った働き方があります。自分は自分、人は人と考えてください。そして「疲れる前に、休んでもいいんだ」と考えましょう。

適度に休養をとれるように、**自分がどの程度の働き方であれば、体力的に無理をすることなく仕事ができるのかを把握**しましょう。

先ほどお話ししたように、1日8時間働くと疲れてしまう人もいます。

1日8時間、週5日の勤務では体調を崩しやすいという場合には、できれば勤務時間や勤務日数を調整したいところです。

フレックスタイム制や裁量労働制の会社など、時間にしばられない会社に勤務できればいいのですが、転職するのが難しい場合もあるでしょう。

働く時間を自由に選べない場合は、休暇をとって体調を整えるようにしましょう。繁忙期などで休みがとりにくいときには、勤務中にしっかり休憩をとり、休日に心身を休めることを心がけてみてください。

体調を二の次にしないで、体力的に余裕の持てる働き方を模索していきましょう。

仕事一色よりもプライベートも大切に

どんなに好きな仕事でも、プライベートも大切です。

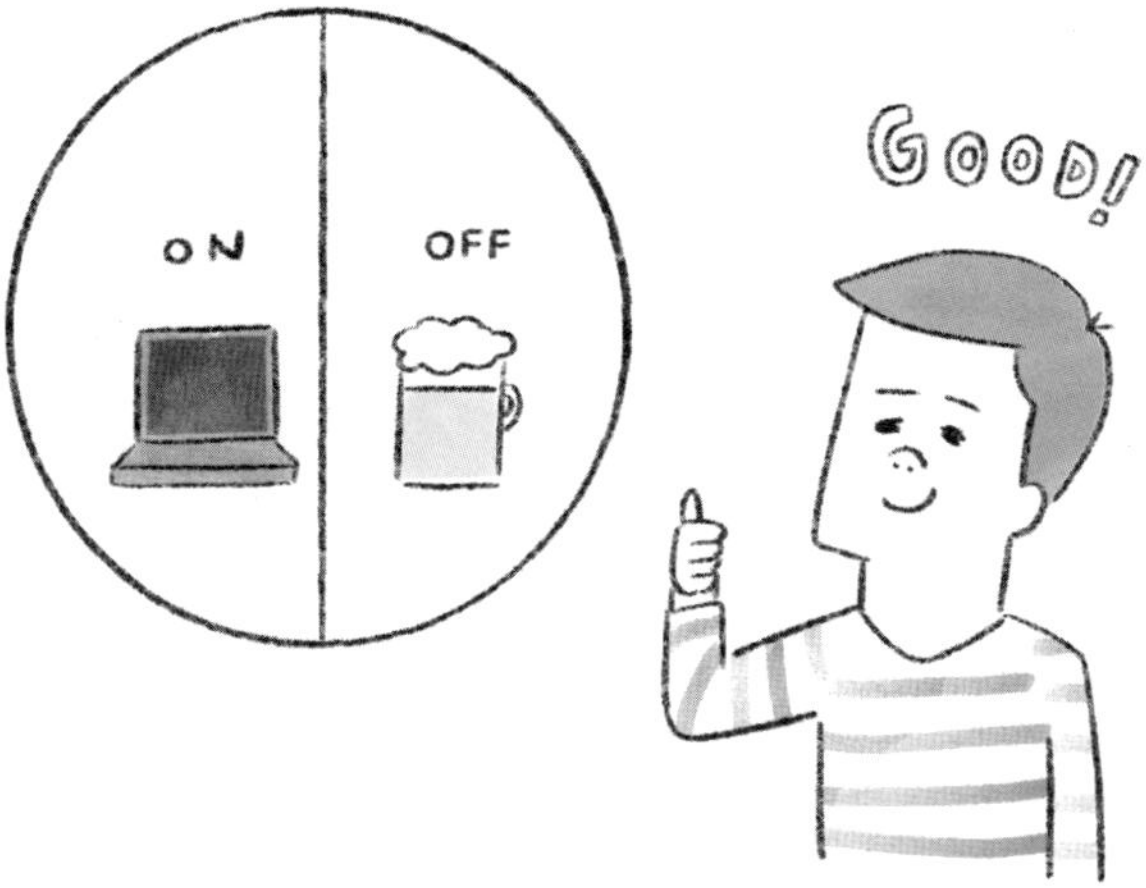

仕事で体力を使い果たし、プライベートはただ休んでいるだけという生活では、余裕がなくなっていきます。

そのような状態では、仕事で行きづまったときに気晴らしをする場所、逃げ込む場所がなくなります。

仕事だけに人生を捧げるのではなく、プライベートを楽しむ余裕を持てるような働き方に変えていきましょう。

CASE 05

感覚過敏なところがある

✕ 少し違和感があってもガマンする

○ 苦手な感覚がするものを避ける

匂いや肌触り、音や光などに過敏なところがあって、調子が悪くなりやすいという悩みもあります。

肌に合わない服を着ていると気分が悪くなる。首元にタグがある服を着ているときやネクタイを締めているときなどに、頭痛が起きやすくなる。でも、仕事の都合で決められた服装をしなければいけないので悩んでいる。

過敏なところを「気にしすぎ」だと思って、ガマンしてしまう人もいます。

不快感やストレスを感じながらも、「ほかの人は同じような服装でも平気なんだから」と不快でも無理してしまうのです。

ストレスを感じているのであれば、苦手な感覚がするものを避けることをおすすめします。

首元のタグが気になりすぎて頭痛がしてくるような、感覚が極端に敏感なことを「感覚過敏」といいます。

感覚過敏はその人の体に備わっている特性で、「気にしないように」と思っても、体は反応してしまいます。ガマンして耐えられるものではなく、何度も体験すれば慣れるというものでもありません。感覚過敏がある場合、ガマンしていてもただつらくなっていくだけの可能性が高いです。

感覚過敏には肌の感覚のほかに、物音が苦手、チカチカする光が苦手、特定の匂いや味が苦手といったものもあります。

また、人によって苦手な音や光はちがいます。たとえば、「空調の音が聞こえる環境では頭痛がする」という人もいれば、「感覚過敏はあるけど空調の音は平気」という人もいます。

「肌のチクチクする感覚」や「空調の音」にかぎらず、感覚的に苦手なことがある人は、感覚過敏の可能性を考えましょう。

無理なものは無理

感覚過敏がある場合には、基本的には苦手な感覚を避けるしかありません。**「苦手なんだから、ガマンしなくていい」**と考えてください。

首元にタグがある衣服が苦手なら、タグを切って取り除きましょう。ネクタイを締めるのが苦手なら、ゆるめにつけるか、ネクタイを使わないようにします。

仕事の都合でどうしてもネクタイをしっかり締めなければいけない場合には、仕事を変えることも考えたほうがいいでしょう。

その場合、苦痛に耐えても続けたい仕事なのか、そこまでやりたいことではないのか、自分自身で判断します。

ただ、明らかに過敏性がある場合には、どんなにやりたいことでも続ければ続けるほど苦しくなり、健康を害してしまう可能性があります。

そうなってしまっては元も子もないので、健康状態をモニタリングしながら検討していきましょう。

場合によっては職場に事情を伝えて、苦手な部分の調整を相談するのもいいかもしれません。

ネクタイを締めなくても、それなりにフォーマルな服なら問題ないのであれば、苦手なことを避けながら仕事を続けていけます。

日常生活でも仕事でも、自分の感覚を大切に、不快なものを避ける工夫をしましょう。

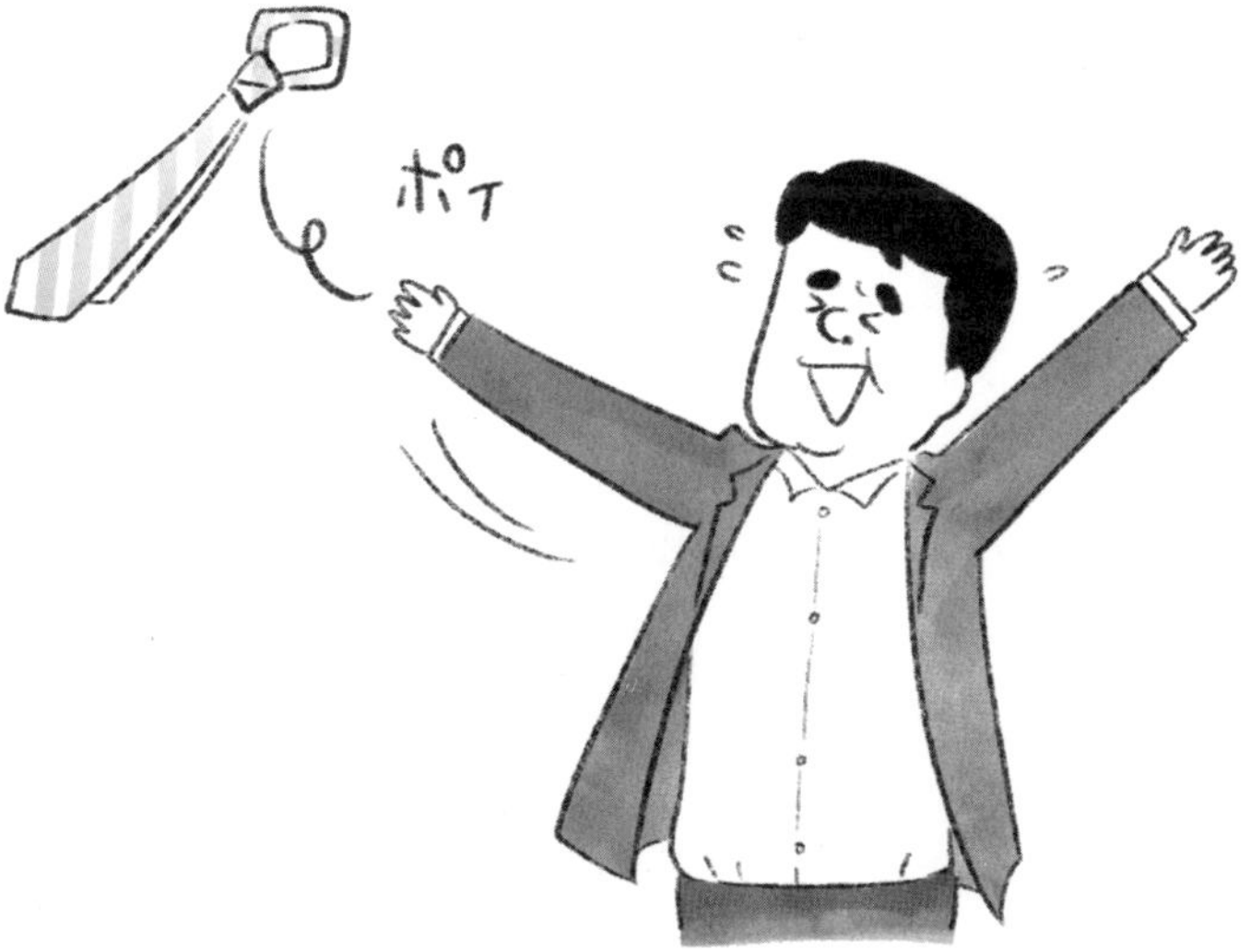

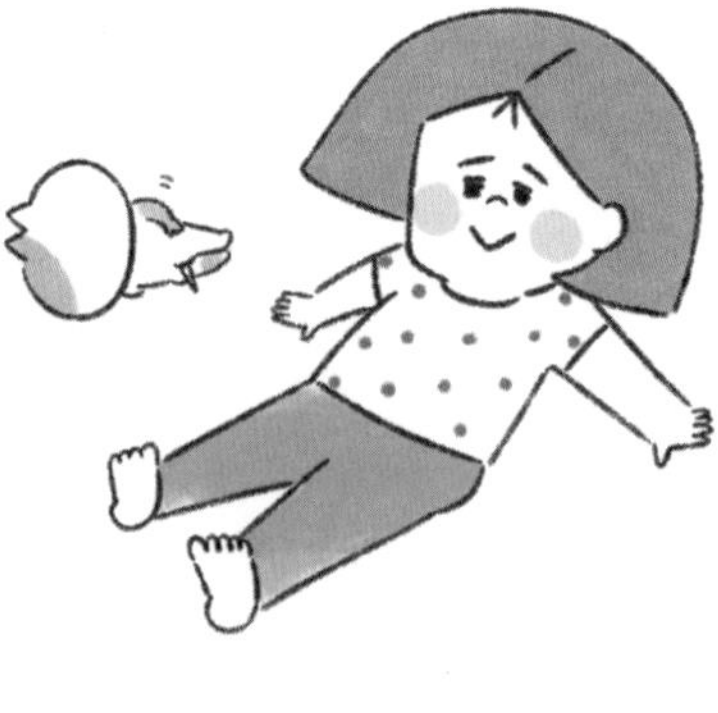

第5章

「しなくていいこと」を決めて、ラクになろう！

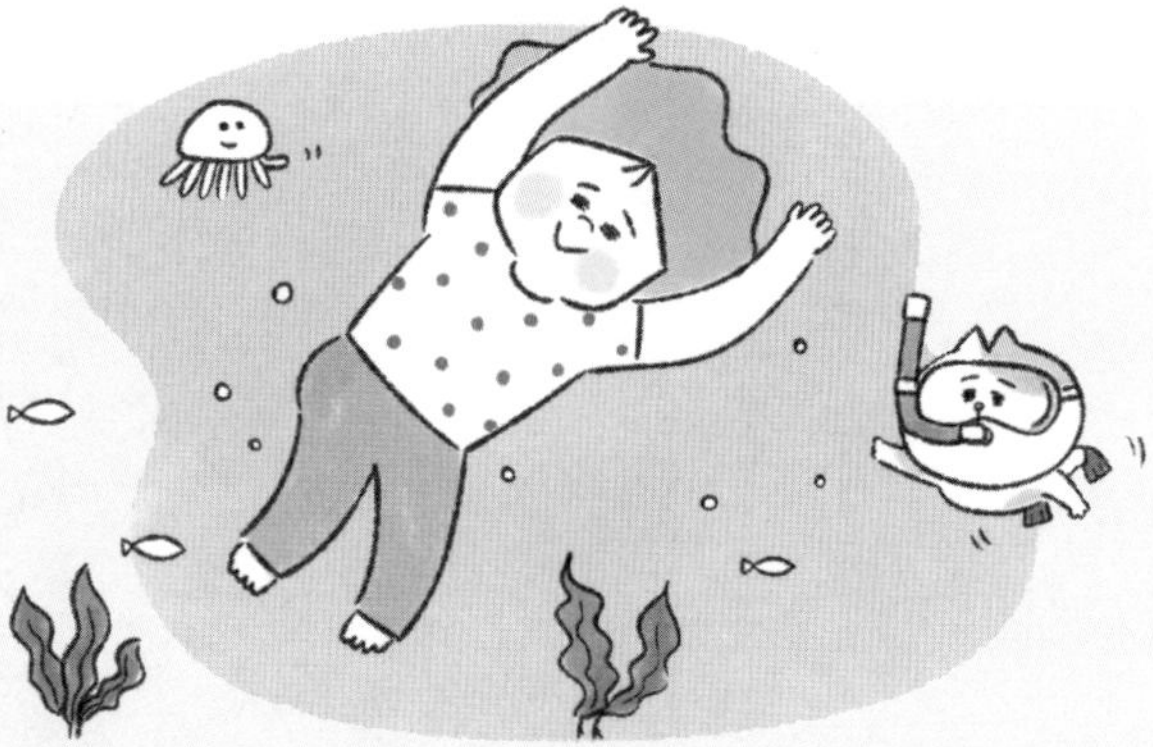

01

「やってみよう」「ラクになった」を続けていこう

私が子どもの頃、試しに手放してみたこと

みなさんがこの本を読んで「こういう方法ならできそう」「ちょっとやってみよう」と思えたのなら、生きづらさを解消していくための第一歩を踏み出しています。

「自分がどんなタイプなのか」を振り返りながら読み、自己理解が進めば進むほど、「しなくていいこと」が見えてきます。

そのまま続けて、自分が手放せそうなことを考えていきましょう。

「しなくていいこと」が見えてくると、自分らしい、無理のない生き方を選べるよう

になります。

うまくいかないときもあるかもしれませんが、少しずつ**「やるべきと思い込んでいることを手放す」**ことを続けて、トライアンドエラーを繰り返してみましょう。

私もこれまでにいろいろな失敗をしてきました。

たとえば、中学生の頃に「ひょっとしたら、歯は磨かなくてもいいのではないか」と思って、歯磨きをやめてみたことがあります。歯を磨くのを「しなくていいこと」だと思ったのです。それから1ヶ月くらい、歯磨きをしなかったのですが、虫歯だらけになりました。

いま考えれば間違った判断だとわかりますが、当時は本当にそれで問題ないと思ったのです。そう思ってやってみて、結果が出て、自業自得だと思いました。

虫歯だらけになって後悔したものの、自分で判断して実行したことには意味があったと思っています。人にやらされたのではなく、自分でやったことだから、歯磨きが自分にとって「やるべきこと」なのか、「しなくていいこと」なのかを理解できた。

そうやって、自分で考えて実践し、理解していくことが大切です。

「理想像」や「目標」の調整を意識してみよう

子どもの頃に親や学校の先生から「こういう人になりなさい」という話をよく聞かされていた人は、大人から言われたような思考パターンになりがちです。

親や教師との会話を通じて、自分自身の価値観よりも、誰かに言われた価値観を重視する習慣がついてしまうことがあるのです。

ただ、そのような習慣がついていても、価値観を見直して**「偽の理想像」**を手放していけば、自己理解を進めていくことができます。

この本でこれまでに紹介してきたように、**「無理に話さなくてもいい」「相手の機嫌をとらなくてもいい」「予定はゆるめに立ててもいい」といった形で目標を調整し、自分のスタイルを肯定的に見るようにしていくと、価値観が少しずつ変わっていき、自己理解も進んでいきます。**

自分のなかに「こうあるべきだ」という理想像があって、それが達成できないと自分を責めてしまうという人は、この本を使ってぜひ目標を調整してみてください。

家族や友人に相談すると、解決策が見えてくる場合もある

「生きづらさ」を感じやすい方のなかには、悩みごとを他人に相談するのが苦手な人もいるでしょう。

家に帰っても、「ひとり反省会」のような状態になって、「今日はあれがよくなかった」「こうすればよかった」「きっともう嫌われてしまった」などと考え込むことはありませんか?

そうやって悩むことで、「誰にでも失敗はある」と思って気持ちを切り替えられればいいのですが、うまく切り替えられない場合もあります。

ひとりでいつまでも考え込んで、ネガティブなことしか浮かばない、といった状態になったら、ぜひ家族や友人、信頼できる人に相談することを考えてみてください。

家族や友人のような身近な人は、あなたのことを日頃からよく見ています。あなた以上に、あなたのことをよく知っているかもしれません。

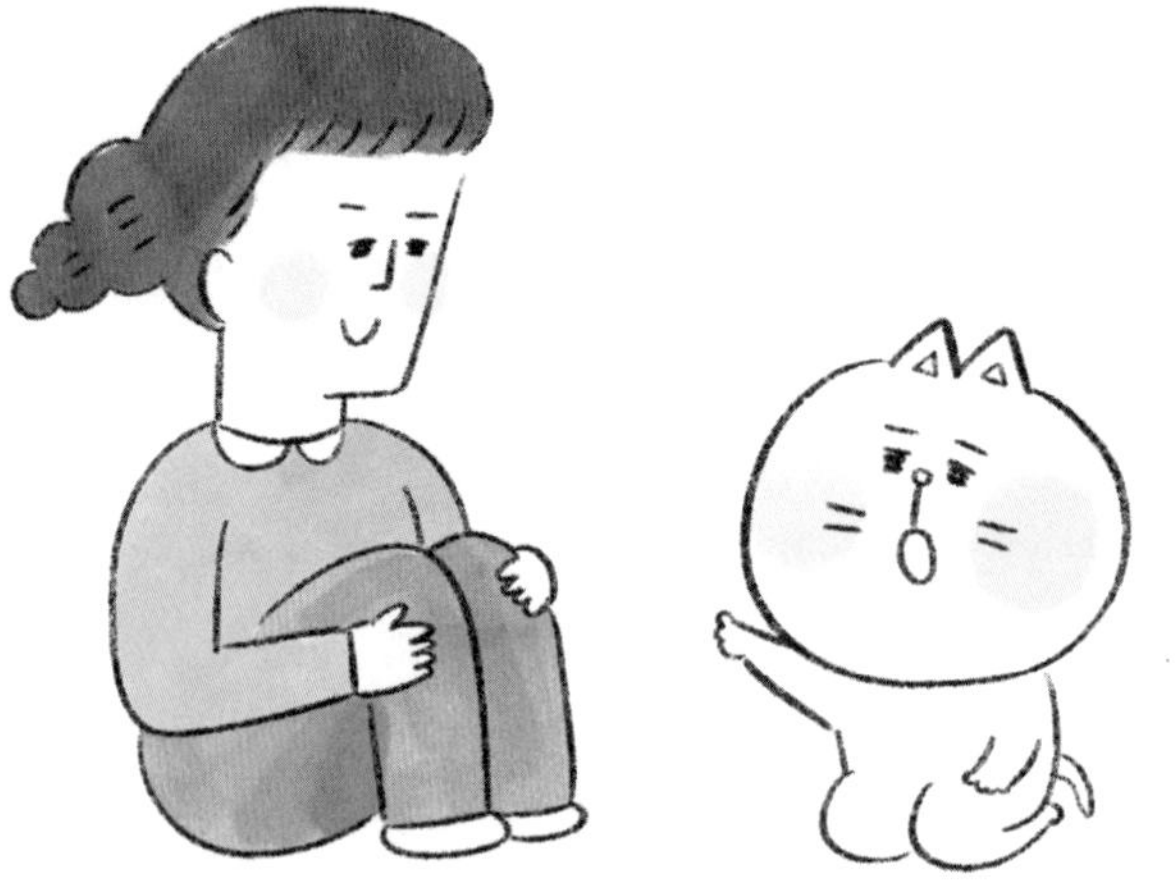

「あなたはがんばり屋さんだよね」「こうしたほうがラクになるんじゃない?」などヒントをくれることもあるでしょう。

人に相談することで、解決策が見えてくる場合もあります。

悩みごとを打ち明けるのは簡単ではないかもしれませんが、もしも話しやすい相手がいるのなら、相談してみることをおすすめします。

02

気が晴れない場合は、「メンタルヘルス」を気にかけてみる

睡眠や食事の不調が続く場合は、
エネルギー不足かも

この本を読んだり、信頼できる人に相談したりしても、「生きづらさ」がなかなか解消できないというケースもあるでしょう。

その場合には、少し立ち止まって、自分の「メンタルヘルス」を気にかけてみてください。もしも考え方がネガティブに偏っている、体調がすぐれないという場合は、医療機関で専門家に相談することを検討しましょう。

ストレスがかかって心身が悲鳴を上げていても、「弱音を吐いてはいけない」などと考えて、無理をしてしまう人もいます。真面目な人ほど、そのような悪循環に陥っ

てしまいがちです。

つぶれる前に、心身の不調に気づくためのポイントを知っておきましょう。

まず、消耗して心身のエネルギーが足りなくなってくると、睡眠と食事の調子が悪くなります。

睡眠の不調には、「なかなか眠れない」「夜中に何度も目が覚める」「起きられない」「生活リズムの乱れ」「寝ても疲れがとれない」などがあります。食事の不調は、「食欲不振」「食欲が抑えられず食べすぎる」「食事のリズムの乱れ」などです。

食欲の変化を自覚できなくても、「やせすぎ」「太りすぎ」といった形で、体重の変化で不調に気づく場合もあります。

誰にでもぐっすり眠れない日、あまり食べられない日がありますが、通常は、睡眠や食事の不調は一時的なものとして終わります。休養をとったり、遊んでストレスを発散したりすると調子がよくなって、また眠ったり食べたりできるようになるものです。休んだりストレス解消を心がけたりしても不調が続いている場合には、メンタルヘルスが崩れている可能性があります。

心身の不調に気づくためのポイント

睡眠

なかなか眠れない／夜中に何度も目が覚める／起きられない／生活リズムの乱れ／寝ても疲れがとれない

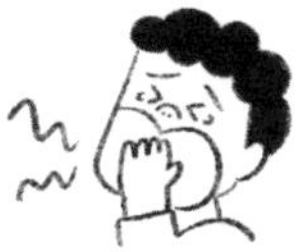

食事

食欲不振／食欲が抑えられず食べすぎる／食事のリズムの乱れ／やせすぎ／太りすぎ

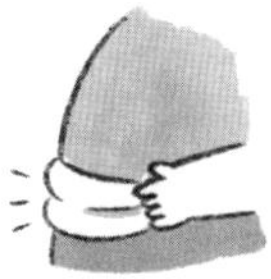

不安

いつも何かが不安でしかたない／気持ちがゆったりする時間がない

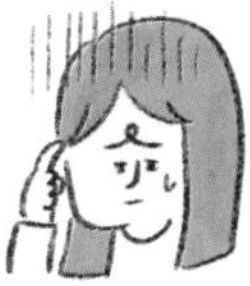

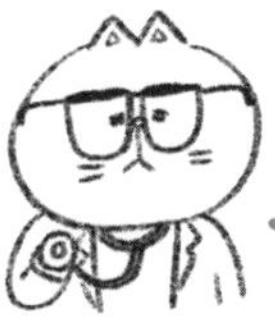

不調が続く場合には要注意！

休んだり遊んだりしても、
調子がなかなか戻らない場合には、
医療機関の受診を検討しよう

メンタルヘルスの相談は、精神科や心理の窓口に

心身に不調を感じるときは、家族や友人ではなく医療機関に相談しましょう。医療機関でメンタルヘルスを専門にみているのは、「精神科」や「心療内科」などです。お住まいの地域の精神保健福祉センターに相談してみるのもいいでしょう。

睡眠や食事の不調が続いている場合には、「うつ病」などの精神疾患を発症していることもあります。その場合、医療機関を受診して治療を受ければ、状態が回復していく可能性があります。調子が悪いことに気づいたら、早めに受診を検討しましょう。

「不安な気持ちがなかなか消えない」という状態にも注意が必要です。

誰でも不安になることはありますが、「気持ちがゆったりする時間がない」など、不安感が長く続いている場合には、「不安症」などの精神疾患を発症している可能性があります。

休んでも遊んでも不安が解消しない場合には、医療機関を早めに受診することをおすすめします。

03

「生きづらさ」の背景に、精神疾患がある場合も

苦しさが続く場合は、早めに医療機関の受診を検討

人間関係や仕事などがうまくいかず、「生きづらさ」を感じていて、なかなか解消しないという場合には、「うつ病」「不安症」といった精神疾患が背景となっている可能性もあります。

生きづらさが精神疾患の症状と関連しているときには、自分なりの工夫だけで悩みを解決するのは難しく、医療の支援を受けることが重要になってきます。

この本を活用することでラクになったら、そのまま続けていく。本の内容を試してみたり、家族や友人に相談したりしてもラクにならなかったら、先ほどもお伝えした

通り、無理をしないでメンタルヘルスの専門家に相談しましょう。
この本ではこれまでに発達障害やうつ病、不安症といった精神医学の用語を紹介してきましたが、ここで少し整理しておきましょう。
人間関係や仕事で「生きづらさ」を感じる場合には、次のような精神疾患などが関係している可能性があります。

うつ病：意欲の低下や悲観的な考え方などが見られる。自信がなくなったり、集中力が下がったりもする。睡眠や食事の不調が見られるのも特徴のひとつ。
うつ病の人は、いろいろ解決策を試してみても、自分を責めるような気持ちになって、落ち込んでしまうことがある。

不安症：いつも心配していて気が休まらない状態。緊張感も高くなる。とくに、ストレスを多く経験してきた人は、将来にいいイメージを持つことが難しく、不安が慢性化し、不安症の状態になってしまうことがある。

発達障害:第1章で解説した通り、自閉スペクトラム症(ASD)や注意欠如・多動症(ADHD)、学習障害(LD)などのさまざまな特性によって、生活上の支障が出ている状態。

発達障害の特性があることで、人間関係や仕事などの「生きづらさ」がなかなか解消せず、うつ病や不安症を発症してしまう場合もある。

その場合には発達障害に「二次障害」が重なって生じていると考え、発達障害と二次障害の両方に対処していく。

パーソナリティ障害:「パーソナリティ」と言うと、「性格」のようなイメージを持つかもしれないが、この場合のパーソナリティは、本人の思考や感情、行動、人間関係など、さまざまな要素を総合的に捉えたもののこと。

ものごとに対する捉え方や感情の動き、行動や対人関係などが、多くの人と異なるため、本人が苦しんだり、周りの人が困ったりする場合に診断される。

パーソナリティ障害には、感情や対人関係がつねに不安定で周りの人とのトラブルが多くなる「境界性パーソナリティ障害」や、自尊心をうまく保てず、周りの人にいつも賞賛されていないと気がすまない「自己愛性パーソナリティ障害」、ものごとを自分の思い通りにコントロールしたいという気持ちが強い「強迫性パーソナリティ障害」などがある。

このような精神疾患や障害などがあって、生活上の支障がある場合には、医療の支援を受けることが必要です。ここでは簡単に解説しているので、この記述に当てはまっているからといって、ただちに精神疾患であるとはかぎりません。

しかし、ここで挙げた特徴に思い当たる部分があり、そのために「生きづらさ」を感じている場合には、医療機関の受診を検討するのもいいでしょう。

「生きづらさ」を感じている人には、過去の嫌な記憶を思い出して「フラッシュバック」のような症状」が出ることや、周りの人に対する「被害妄想的な考え」が生じてしまうこともあります。

そのような苦しさがある場合にも、医療の対象となります。苦しい状態が続くときは、早めに受診を検討しましょう。

04

「繊細な人」と「生きづらさ」

発達障害の特性がある人のなかには、「繊細すぎる人」がいる

人間関係や仕事で「生きづらさ」を感じる人のなかには、繊細な性格でいろいろなことに気がついてしまい、そのせいで気疲れしてつらくなるという人もいます。

最近、そのようなタイプのことを**「繊細すぎる人」「ＨＳＰ（ハイリー・センシティブ・パーソン）」**などと呼ぶ人もいます。

このＨＳＰは、先ほどいくつか紹介したような精神疾患などとは異なり、一部の心理学者が提唱している独自の考え方で、世の中にはとても繊細な人がいる、ということを表現したものです。

ＨＳＰは診断概念ではないので、医療機関で「あなたはＨＳＰです」と診断されることはありません。医療機関で診断される場合は、「うつ病」「不安症」などの診断名になることが多いと思われます。

また、発達障害のひとつである「自閉スペクトラム症」も、巷で言われている「繊細すぎる人」と共通の特徴が見られます。

たとえば、第１章で紹介した販売職のＦさんの例もそうです。

Ｆさんは、本当はやりたくないのに、「人に頼まれたから」という理由で無理に仕事をこなしていました。Ｆさんは「断ったら嫌な人と思われるかもしれない」という不安で、結果として自分ができること以上に他人の仕事まで抱え込んでしまい、自分の仕事が手につかなくなっていたのです。

臨機応変な対応が苦手な「自閉スペクトラム症」の特性がある人には、Ｆさんのように「苦手だからこそ、人に合わせてがんばらなければ」と考えてしまう人がいます。本当は気遣いが苦手なのに、必要以上に周りに合わせようとして、人の顔色ばかり見てしまうようになるのです。

周りの人の反応を気にしすぎてつらいという人は、**「苦手なことをがんばりすぎていないかどうか」**を考えてみてください。

そして、発達障害の特性に心当たりがある場合には、自分の特性を考慮しながら、「しなくていいこと」を選ぶようにすると、つらい部分が解消していくでしょう。

「気にしすぎてしまう」場合は、助言者を探そう

「他人の反応を気にする／気にしない」は気の持ちようの部分が大きいのですが、意識を変えるのは簡単なことではありません。

調整しようとしても、うまくいかないこともあるでしょう。気にしないようにしたいけれど、どうしても気になってしまうという人もいると思います。その場合には、身近な人のなかから「助言者」を探しましょう。

人の気持ちを気にしすぎて苦しくなっているときに、「そんなに心配しなくても大

丈夫だよ」と言ってくれるような信頼できる人が適任です。

気にしすぎてしまう人でも、信頼できる人に相談することで、ちょっと立ち止まって広い視野で捉え直すこともできるでしょう。

身近に相談する人がいない場合は、心理カウンセラーや医療機関を頼ることができます。ひとりで抱え込まないことが大切です。

05 生き方は千差万別

他人の評価に振り回されずに生きるには？

誰だって「他人の目」はある程度気になってしまうものですが、人の評価ばかり気にしていると、苦しくなるのも当然です。

人の評価ではなく、**「自分自身が自分をどう評価するのか」**が大切です。

ひとりひとりにそれぞれのスタイルがあり、そのスタイルに合った生き方がありま す。そして、それぞれの目標もあります。

自分がやりたいこと。自分がなりたい姿。自分で自分をどう評価するか。人の評価に振り回されないようにするためには、「自分の目」を持つことが重要なのです。

「自分の目」を考えるためのヒントとして、お笑い芸人やミュージシャンを参考にしてみるのもいいかもしれません。

お笑い芸人には、早く売れたくて万人にウケそうなネタをつくる人もいれば、自分のやりたいことしかやらない人もいます。

売れたい人は人気を気にしています。「他人の目」を重視するタイプです。

一方、人気はそこまで重視せず、自分の表現したいことを追求して、個性的なネタばかりつくる人もいます。「他人の目」よりも「自分の目」を意識し、自分がおもしろいと思うものをつくっていきます。

そのおもしろさが、わかる人にはわかる。おもしろさを追求することで、ファンを増やしていける、と思っているわけです。

ミュージシャンも同じです。いま流行している曲を参考に、売れそうな曲をどんどんつくる人もいれば、世の中の流れに関係なく、自分たちのやりたい曲しかつくらない人もいます。音楽事務所の方針が「万人ウケ」の場合、自分たちのやりたい曲づくりを優先したくなって、独立する人もいるでしょう。

また、お笑いでも音楽でも、ある程度売れるまでは万人ウケを狙っていって、一定の地位を確立してから自分のやりたい路線に進む人たちもいます。

そのような例を参考にして、自分が「万人ウケ」を目指しているのか、「我が道を進む」タイプなのかを考えてみると、「他人の目」「自分の目」をどれくらい意識しているかがわかるかもしれません。

自分のやりたいことを貫くかどうか

私は最近、とあるお笑い芸人にハマっています。

漫才やコントをやるコンビ芸人です。私はその芸人のネタが大好きで、家に帰るとずっとその人たちの動画を見ていたりするのですが、いつも動画を見ながら「とても個性的だな」と感じています。

個人的には好きなのですが、内容がとても独特なので、「果たしてこれは万人ウケするものだろうか」と思ったりもするのです。

ほかの職業でも、同じようなパターンがあるのではないでしょうか。

このまま自分のやりたいことを続けていくのか、それとも人の評価を気にして路線を変更するのか。岐路に立ったときに、人に認めてもらうために、自分の本意ではない選択をする人もいるかもしれません。

どのような人にも、「やりたいこと」と「周囲から求められていること」があります。なかにはその2つが一致する人もいますが、一致するのはむしろ少数派かもしれません。

多くの場合、2つのバランスをとりながらやっていくことになります。それはお笑い芸人やミュージシャンだけでなく、会社員も学校の先生も、主婦も学生も同じです。たとえば学校の先生で、クラス担任をずっとやっていきたいけれど、教頭や校長などの管理職になることを求められていて悩んでいるという人もいると思います。

それもひとつの岐路です。悩むポイントは人それぞれなのです。

2つのことを追い求めて悩んだとき、大切なのは、自分のなかで「これでいいんだ」と思えるポイントを探すことです。

あなただけの人生を生きよう！

人生に正解はありません。

自分のやりたいことを貫いて幸せになる人もいれば、多くの人に評価されることに喜びを感じて生きていく人もいます。

会社で最初は周りの人に評価してもらうことを重視し、ある程度の立場に立ってから自分の色を出していくという人もいるでしょう。

一般の会社には、そういう人が多いかもしれません。私のように、あまり下積みをしない環境でのびのびとやっていくというのもひとつの方法です。

人生には、いろいろな道があります。

いままで生きづらいと感じながらもひとつの道を歩いてきたという人は、ぜひ本書を活用して、別のやり方も検討してみてください。

「自分の目」を大切に、もう少しラクなやり方、ラクな生き方を探してみましょう。

おわりに

この本で「しなくていいこと」について、さまざまな考え方を紹介してきましたが、「自分には当てはまらない」と感じるものもあったと思います。

この本の内容を何もかも参考にする必要はなく、ピンときた部分、参考になりそうな部分があったら、活用してみてください。

人間のエネルギーにはかぎりがあります。そのかぎられたエネルギーのなかで、自分が本当にやりたいこと、やったほうがいいこと、これはもう捨ててもいいと思えることを、あらためて見直してみてください。

自分のキャパシティでできることは何かを考えて、絞り込んでいきましょう。

「これをやらなければ」「あれもしなければ」という義務感がやわらぐと、体が自然に動き出して、ひょいっと勢いで行動するようなことも出てきます。

思いつきで行動したり、言ったりすることが出てくる。それがじつは自分の「本当にやりたいこと」だったりします。

心にゆとりができると、遊び心が出てきます。

ただただ「やりたい」という気持ちで、無心でやれるようなことが出てくると、気持ちがだんだん上向きになっていきます。それがあなたの「やりたいこと」になり、あなたらしいやり方や目標につながっていくでしょう。

「『しなくていいこと』を決めて手放そう」というと、本来やるべきことを避けて、ラクな道に逃げていくようなイメージを持つ人もいるかもしれません。

でも、「しなくていいこと」を捨てるのは、「逃げの姿勢」ではありません。

ラクをしているようでいて、じつは自分が「本当にやりたいこと」だけを残して、自分らしい生き方を探していくことでもあるのです。

いらないものを捨てて、自分が本当に大切なものだけを残していく。かぎられた時間に自分のエネルギーを使うようにする。自分をどんどん出していくのです。

すると、自分の生きていきたい方向性が、ふと見えてくるときがあります。

その方向に進むことで、さらに「攻めの姿勢」になっていく。逃げることと攻めることは、じつは表裏一体なのです。

世の中には「攻めの姿勢」で「やりたいこと」をやっている人がいますが、そういう人には遊び心があります。「こうしなければ」という義務感にとらわれずに、ひらめきを大事にしながらパフォーマンスできるのです。

攻めの姿勢の人には、基本的に悲壮感がありません。「しなくていいこと」を決めてラクになるというのは、そういうことです。

この本を通じて、みなさんの心にゆとりが生まれ、自分の本当に「やりたいこと」を楽しめるようになることを願っています。

しなくていい。逃げていい。「やりたいこと」をやっていい。

自分自身を大切にして、「やりたいこと」をやっていきましょう！

精神科医・医学博士
本田秀夫

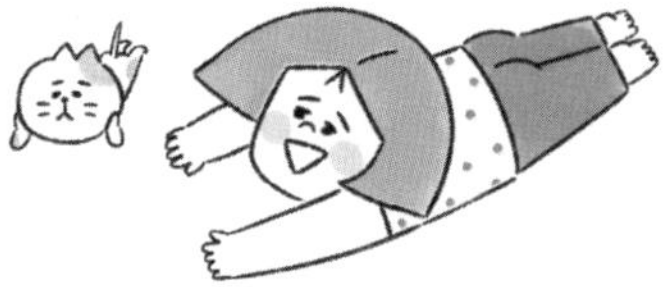

本田秀夫（ほんだ・ひでお）

信州大学医学部子どものこころの発達医学教室教授・同附属病院子どものこころ診療部部長
特定非営利活動法人ネスト・ジャパン代表理事
精神科医。医学博士。1988年、東京大学医学部医学科を卒業。東京大学医学部附属病院、国立精神・神経センター武蔵病院を経て、横浜市総合リハビリテーションセンターで20年にわたり発達障害の臨床と研究に従事。2011年、山梨県立こころの発達総合支援センターの初代所長に就任。2014年、信州大学医学部附属病院子どものこころ診療部部長。2018年より、同子どものこころの発達医学教室教授。発達障害に関する学術論文多数。英国で発行されている自閉症の学術専門誌『Autism』の編集委員。日本自閉症スペクトラム学会会長、日本児童青年精神医学会理事、日本自閉症協会理事。2019年、『プロフェッショナル 仕事の流儀』（NHK）に出演し、話題に。著書に『自閉症スペクトラム 10人に1人が抱える「生きづらさ」の正体』『発達障害 生きづらさを抱える少数派の「種族」たち』（以上、SBクリエイティブ）、共著に『最新図解 女性の発達障害サポートブック』（ナツメ社）などがある。

「しなくていいこと」を決めると、人生が一気にラクになる
――精神科医が教える「生きづらさ」を減らすコツ

2021年9月7日　第1刷発行
2024年6月10日　第4刷発行

著　者――本田秀夫
発行所――ダイヤモンド社
〒150-8409　東京都渋谷区神宮前6-12-17
https://www.diamond.co.jp/
電話／03·5778·7233（編集）　03·5778·7240（販売）

装丁·本文デザイン―小口翔平＋三沢稜＋須貝美咲（tobufune）
装画·本文イラスト―Meppelstatt
図版――松好那名（matt's work）
DTP――ベクトル印刷
校正――鷗来堂
製作進行――ダイヤモンド・グラフィック社
印刷・製本――ベクトル印刷
編集協力――石川智
編集担当――林えり

ISBN 978-4-478-11257-1